MTK Privatinstitut für Testtraining, Köln (Hrsg.):

Klaus Gabnach

Den TMS erfolgreich trainieren
Band 2:

Lösungsanleitung und Aufgabensammlung zu den Untertests
'Figuren lernen' und 'Fakten lernen'

50 komplette Tests mit Lösungsschlüssel

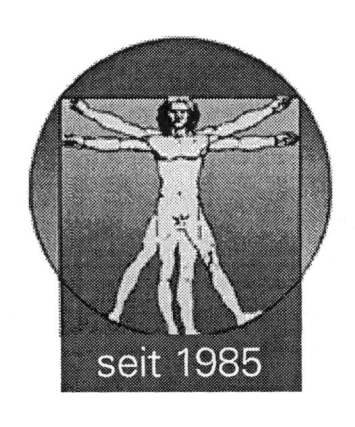

MTK-Verlag Klaus Gabnach
Köln

6. überarbeitete Auflage 2009

6. überarbeitete und aktualisierte Auflage 2009

Das Werk einschließlich aller seiner Teile ist urheberrechtlich geschützt. Jede Verantwortung außerhalb der engen Grenzen des Urhebergesetzes ist ohne Zustimmung des Herausgebers unzulässig und strafbar. Das gilt insbesondere für Vervielfältigungen, Übersetzungen, Mikroverfilmung und die Einspeicherung und Verarbeitung in elektronischen Systemen. Die gewerbliche Nutzung des Inhaltes dieses Buches ist ohne Zustimmung des Herausgebers nicht zulässig.

Printed in Germany: Vondeldruck

© by MTK Med-Test-Trainingsseminar, Privatinstitut für Testtraining

ISBN 978-3-930715-16-9

Vorbemerkungen

Vorwort

"Wie soll man sich denn so ein Sch... merken?" - so oder so ähnlich war meine Reaktion, als ich das erste Mal - zugegebenermaßen ziemlich unvorbereitet - mit den beiden TMS-Untertesten 'Figuren lernen' und 'Fakten lernen' konfrontiert worden bin. Dementsprechend sahen die Ergebnisse aus: In keinem der beiden Untertests hatte ich mehr als 10 Punkte verbuchen können.

Ich vermute, dem einen oder anderen unter Ihnen, die dieses gerade lesen, wird es ähnlich ergangen sein. Da Sie diesen Text gerade lesen, haben Sie sicher aber auch die beiden gravierenden Fehler erkannt, die ich seinerzeit gemacht habe: Zum einen fehlte die *Vorbereitung*, zum anderen eine geeignete *Lösungsstrategie*. Da Sie Käufer des vorliegenden Trainingsbuches sind, bin ich sicher, daß Sie den ersten Fehler nicht zu begehen gedenken und sich entsprechend vorbereiten wollen. Die Vorstellung einer geeigneten Lösungsstrategie soll mein Beitrag zur Erleichterung Ihrer Bemühungen sein. In den Seminaren der MTK hat sich diese Lösungsstrategie vielfach bewährt, die meisten Seminarteilnehmer konnten ihre erreichte Punktzahl auf 15, nicht selten sogar auf 19-20 Punkte steigern. Beide Tests gehören zu den mit größtem Erfolg trainierbaren Untertests des TMS; bei einiger Übung sollten Sie relativ bald ähnliche Ergebnisse erzielen.

Kurze Beschreibung der TMS-Untertests 'Figuren Lernen' und 'Fakten lernen'

Beide Untertests gliedern sich in zwei Phasen: Eine Lern- oder Einprägephase und eine Reproduktionsphase. Die Einprägephasen sind innerhalb des zeitlichen Ablaufes des TMS direkt nach der Mittagspause angesetzt, sie dauern 4 bzw. 6 Minuten. Die Reproduktionsphasen folgen dann nach etwa einer Stunde in der der Untertest 'Textverständnis' bearbeitet wird und dauern 5 bzw. 7 Minuten. Im Mittelpunkt beider Untertests steht somit eine Gedächnisleistung: Das Gelernte wird in Abhängigkeit von der Zeit überprüft.

In der Einprägephase zum Untertest 'Figuren lernen' werden Ihnen 20 Figuren vorgelegt, die sich aus jeweils fünf Feldern zusammensetzen, von denen eines schwarz ausgefüllt ist. Die Lage dieses schwarzen Feldes soll später in der Reproduktionsphase angegeben werden. Dazu werden Ihnen dieselben Figuren wieder vorgelegt, allerdings in einer anderen Reihenfolge und mit einheitlich gefärbten Feldern. Die Figuren werden jedoch weder gekippt noch gedreht!

In der Einprägephase zum Untertest 'Fakten lernen' werden Ihnen 15 Datensätze vorgelegt, die jeweils aus einem Namen, einer Altersangabe, einer Berufsangabe, einer anderen Eigenschaft und einer Krankheitsdiagnose bestehen. Die Datensätze sind zu fünf Gruppen geordnet. Jede dieser Gruppen zeichnet sich durch Ähnlichkeiten in Alter, Beruf und Namen aus wodurch sich übergeordnete Zusammenhänge ergeben (z.B. Eiche, Tanne, Fichte = Oberbegriff: Bäume). In der späteren Reproduktionsphase werden diese Daten abgefragt.

Ein paar Worte zum menschlichen Gedächnis

Es ist schon daraufhingewiesen worden, daß bei beiden Untertests eine Gedächnisleistung im Mittelpunkt steht. Es würde hier zu weit führen, auf die unterschiedlichen Ebenen des menschlichen Gedächnisnisses näher einzugehen. Es genügt an dieser Stelle daraufhinzuweisen, daß man hinsichtlich der Speicherfähigkeiten ein Ultrakurzzeitgedächnis von einem Kurzzeit- und einem Langzeitgedächnis unterscheidet. Bei beiden Untertests geht es nun darum, die angebotenen Informationen aus dem *Ultrakurzzeitgedächnis*, wo sie nur Sekunden bis wenige Minuten gespeichert bleiben, in das *Kurzzeitgedächnis* zu überführen, wo sie für Tage und Wochen behalten werden. Diese Überführung funktioniert nur durch *mehrmalige Wiederholung* der Informationen, mit der Dauer dieses Wiederholungsprozesses erhöht sich überdies die Wahrscheinlichkeit der Übertragung (die Telephonnummer Ihres Klempners werden Sie bereits kurz nach dem Heraussuchen aus dem Telephonbuch vergessen haben, die Nummer Ihrer Freundin oder Ihres Freundes dagegen durch den andauernden Gebrauch u.U. noch nach Jahren kennen).

Aus dem hier Gesagten ergibt sich als Schlußfolgerung: *Arbeiten Sie das in der Einprägephase angebotene Lernmaterial nach Möglichkeit mindestens zweimal durch.*

Vorbemerkungen

Lösungsstrategie: Ein Bild sagt mehr als tausend Worte

Das Ausgangsproblem ist bei beiden Untertests jeweils dasselbe: Ein Haufen von offenbar unstrukturierten Informationen soll in kürzester Frist gelernt und etwa eine Stunde später wieder abgerufen werden. Zur Vereinfachung dieses Problems empfiehlt es sich daher,

1) nur die Informationen zu lernen, die zur Lösung der Aufgabe jeweils wichtig sind, und
2) diesem Wust an Informationen eine Struktur zu geben, die das Behalten erleichtert.

Informationen eine Struktur zu geben bedeutet nichts anderes, als eine Beziehung zwischen den einzelnen Informationen eines Datensatzes herzustellen. Theoretisch kann das auf verschiedene Art und Weise geschehen; in unserem Fall gelingt dies aber am besten, indem wir die zur Verfügung stehenden Informationen mit einem Bild assoziieren oder sie zu einer Geschichte verarbeiten. *Wir funktionieren beide Untertests somit zu Assoziations- oder Kreativitätstests um.*

Beim Untertest 'Figuren lernen' sind für das spätere Wiedererkennen der Figuren nur zwei ihrer Merkmale wichtig: Die *Form der Figur* und die *Lage des schwarzen Feldes*. Nur beide Informationen zusammen führen zur Lösung der Aufgabe. Das Behalten dieser Informationen wird erleichtert, wenn *jede Figur mit einem passenden Bild assoziiert* wird. In diese Assoziation muß jedoch immer die ganze(!) Figur einbezogen und v.a. die Lage der schwarzen Fläche berücksichtigt werden; geben sie der Figur daher immer nur im Zusammenhang mit der schwarzen Fläche eine Bedeutung! Mögliche Assoziationen zu einer Figur könnten z.B. sein: Ente mit (schwarzer) Schürze, Schildkröte mit Sonnenbrand, Gespenst auf einem (schwarzen) Einrad, geköpftes (daher blutverschmiertes=schwarzes) Huhn auf einem Ei, Mohr mit Turban, Eisbär mit Schlapperlätzchen, etc. Der Phantasie sind hier keine Grenzen gesetzt.

Wenn der Anblick einer Figur bei Ihnen gefühlsmäßig bedeutsame Assoziationen weckt, um so besser - je lebendiger das Bild ist, das Sie mit der betreffenden Figur assoziieren, desto besser werden Sie die Figur behalten. Daher sind weder ausgefallene, noch absurde, noch sexuelle Assoziationen ausgeschlossen, gerade letztere werden meist gut behalten (keine Angst davor, Sie brauchen Ihre Assoziationen ja keinem mitzuteilen). Denken Sie immer daran: Es gibt grundsätzlich keine richtigen oder falschen Assoziationen, nur nützliche oder weniger nützliche.

Zusammenfassend betrachtet sollten Sie daher in der Einprägephase des Untertests 'Figuren lernen' wie folgt vorgehen:

1) Überfliegen Sie zunächst alle Figuren und beginnen Sie mit den Figuren, bei der Ihnen eine Assoziation am einfachsten fällt. Diese Figuren werden später auch am schnellsten wiedererkannt.
2) Lassen Sie jede Figur kurz auf sich wirken. Welche Assoziation auch immer Ihnen spontan durch den Kopf geht, Sie sollten sie aufgreifen.
3) Fällt Ihnen zu einer Figur nichts ein, krampfen Sie sich nicht irgendetwas zusammen, an das Sie sich in der Reproduktionsphase sowieso nicht mehr erinnern werden, sondern gehen Sie zur nächsten Figur weiter.
4) Denken Sie daran, daß in der Reproduktionsphase nur die Anordnung der Figuren geändert ist; orientieren Sie sich daher auch keinesfalls an der Anordnung der Figuren während der Einprägephase. Drehen Sie deshalb auch niemals Ihr Lernheft, da Sie es sonst riskieren, die betreffende Figur während der Reproduktionsphase nicht mehr wiederzuerkennen.
5) Wiederholen Sie nach maximal neun Assoziationen die gelernten Figuren und bilden Sie erst dann neue Assoziationen (mindestens zweimaliges Wiederholen!).
6) Beschränken Sie sich in der Lernzeit u.U. auf die Bearbeitung einer geringeren Anzahl von Figuren als angegeben. Diese Selbstbeschränkung bedeutet keinen Nachteil, da in diesem Fall weniger tatsächlich mehr sein kann; Sie werden überrascht sein, wie viele der anderen Figuren Sie so ganz nebenbei mitlernen.
7) Ähnliche Figuren sollten Sie zu Gruppen zusammenfassen und innerhalb dieser Gruppen differenzieren.

Beim Untertest 'Fakten lernen' sieht man sich auf dem ersten Blick mit noch mehr Informationen konfrontiert als beim Untertest 'Figuren lernen', müssen doch hier nicht nur zwei sondern fünf Informationen pro Datensatz behalten werden. Um so wichtiger ist gerade hier die Auf-

Vorbemerkungen V

arbeitung, die gedankliche Strukturierung dieser Überfülle an Informationen.

Die Lösungsstrategie umfaßt hier drei aufeinanderfolgende Schritte; im ersten Schritt sollten Sie unter Verwendung der vorliegenden Informationen *eine Geschichte erfinden*, die Sie dann im zweiten Schritt *zu einem Bild verdichten* (denken Sie an die Überschrift zu diesem Kapitel!). Beim Erfinden der Geschichten sollten Sie unbedingt das Geschlecht der behandelten Person berücksichtigen, jeoch nicht unbedingt das Alter. Die Altersangabe lernt man am besten zusammen mit den Oberbegriffen, die man als übergeordneten Zusammenhang der Namen in den fünf verschiedenen Gruppen erkannt hat, indem man aus ihnen erneut eine Geschichte bildet. In dieser im dritten Schritt erarbeiteten "*Vertikalgeschichte*" (da aus untereinanderstehenden Begriffen gebildet) müssen die erkannten Oberbegriffe in der Reihenfolge des dazugehörigen Alters auftauchen. Auf diese Art ist eine feste Verknüpfung der Oberbegriffe mit der Altersangabe und damit der "Vertikalgeschichte" mit den "Horizontalgeschichten" gewährleistet.

Auch bei der Bildung der Geschichten gilt das bereits beim 'Figuren lernen' Gesagte: Vermeiden Sie verkrampfte Konstruktionen. Denken Sie daran, daß die gefundenen Geschichten sich um so besser merken lassen, je absurder, je lebendiger, je gefühlsbetonter sie sind. Hüten Sie sich aber davor, bei der Konstruktion Ihrer Geschichten auf zusätzliche Informationen zurückzugreifen; sehr leicht rücken diese in den Vordergrund und behindern dann die Erinnerung an die eigentlich abzuspeichernden Informationen. Nicht Romane, Kurzgeschichten sind hier gefragt!

Achten Sie auch auf *weitere Verknüpfungsmöglichkeiten* wie z.B. gleiche Anfangsbuchstaben (Herr Bader, Buchbinder, behindert, Brustfellentzündung) oder naheliegende, geradezu klassische Kombinationen (Büroangestellte - Hämorrhoiden, nervös - Darmverschluß, Fensterputzer - schwindelfrei). Diese Verknüpfungsmöglichkeiten können Ihnen auch als Notanker für den Fall dienen, daß Ihnen bei dem einen oder anderen Datensatz partout keine Geschichte einfallen will.

Theoretisch wird bereits durch die Einordnung der Informationen in eine geeignete Geschichte eine durchaus brauchbare Struktur geschaffen, die ein späteres Erinnern an diese Informationen gewährleistet. Das Erinnerungsvermögen läßt sich allerdings noch weiter verbessern, wenn Sie es schaffen, die erfundene Geschichte so zu einem Bild zu verdichten, daß in ihm alle zu lernenden Informationen in irgendeiner Form repräsentiert sind. Bilder lassen sich nämlich viel besser behalten als noch so gut verknüpfte Datensätze.

Ein Beispiel: Zu dem *Datensatz* Messer, ..., Dekorateur, im Krankenhaus, Kieferbruch könnten Sie folgende *Geschichte* bilden:

> *Im Krankenhaus* wurden das Zimmer eines Patienten (= männliches Geschlecht) neu dekoriert (= *Dekorateur*). Über seinem Bett wurde ein Schädel aufgehängt, zwischen dessen Kiefern (= *Kieferbruch*) ein *Messer* steckte.

Ein entsprechendes *Bild* können Sie sich wohl sehr gut vorstellen und merken. Dies gelingt insbesondere durch die Anknüpfung an ein bereits bekanntes Bild, also an eine bereits vorhandene Struktur (Kinofilme mit Piraten, Kopfjägern o.ä.).

Wie Sie hier am Beispiel "Kieferbruch" sehen, können einige Begriffe u.U. verkürzt werden, solange die Eindeutigkeit der Zuordnung zu einem bestimmten Datensatz gewährleistet bleibt. Ebenso ist die Übertragung der Berufsbezeichnung in eine Tätigkeit möglich. Auch eine Übertragung wenig anschaulicher Begriffe ist möglich, ja sogar ratsam: Sich z.B. den Begriff "Tuberkulose" bildlich vorzustellen, ist direkt nicht möglich (man kann sich nur die Krankheitssymptome wie Husten, blutiger Auswurf, etc. vorstellen, was zu Verwechslungen mit Informationen aus anderen Datensätzen führen könnte) - stellen Sie sich doch einfach anstelle eines tuberkulosekranken Patienten einen Mann vor, der Tuba spielt!

Zusammenfassend betrachtet sollten Sie bei der Bearbeitung des Untertests 'Fakten lernen' somit wie folgt vorgehen:

1) Durchsuchen Sie zunächst die angebotenen Datensätze nach denjenigen, zu denen Ihnen sofort Geschichten einfallen. Berücksichtigen Sie unbedingt das Geschlecht des Patienten. Vernachlässigen Sie aber noch die Altersangabe.
2) Wo immer es geht, versuchen Sie die gebildeten Geschichten zu einem aussagekräftigen Bild zu verdichten.
3) Fällt Ihnen zu einem Datensatz überhaupt nichts ein, beschränken Sie sich - wenn möglich - auf andere Verknüpfungsmöglichkeiten oder gehen Sie einfach weiter zum nächsten Datensatz.

Vorbemerkungen VII

4) Suchen Sie zu den Patientennamen die übergeordneten Zusammenhänge und bilden Sie aus den fünf Oberbegriffen eine "Vertikalgeschichte". Merken Sie sich anhand der Reihenfolge der Oberbegriffe die dazugehörigen Altersangaben.
5) Beschränken Sie sich auf acht bis zehn "Horizontalgeschichten" und die "Vertikalgeschichte"(bzw. berücksichtigen Sie Ihr persönliches Leistungsvermögen bei diesm Untertest!- Weniger kann mehr sein!). Gehen Sie die betreffenden Geschichten mindestens zweimal durch!
6) Arbeiten Sie während der Reproduktionsphase nach dem Ausschlußverfahren. Auf diese Weise können Sie weitere Punkte erzielen, ohne den eigentlich zugrundeliegenden Datensatz zu kennen.

Bereits zu Beginn dieser Vorbemerkungen habe ich daraufhingewiesen, daß bei den beiden behandelten Untertests eine Gedächnisleistung im Mittelpunkt steht. Am Ende dieser Ausführungen möchte ich daher noch auf ein kleines, aber feines und v.a. preiswertes Büchlein hinweisen, mit dessen Hilfe Sie Ihr Gedächnis trainieren können. Die Bearbeitung der hier angebotenen 200 Übungen dürften Ihnen über die Vorbereitung auf den TMS hinaus auch für Ihr eigentliches Studium von Nutzen sein:

Beyer, Günther:
Gedächnis-Training, Humboldt-Taschenbuchverlag Jacobi KG,
München 1977 (Humboldt-TB 313), ISBN 3-581-66313-9.

Auf der folgenden Seite finden Sie noch einige Hinweise zur Bearbeitung der Übungsaufgaben. Hierzu sowie für den TMS und Ihr Studium wünsche ich Ihnen viel Erfolg,

Ihr Lutz W. Fichtner

Hinweise zur Bearbeitung der Übungsaufgaben

Im folgenden finden Sie insgesamt 25 Untertests 'Figuren lernen' und 25 Untertests 'Fakten lernen'. Die Einprägephase eines Untertests 'Figuren lernen', die Einprägephase eines Untertests 'Fakten lernen', die Reproduktionsphase dieses Untertests 'Figuren lernen' und die Reproduktionsphase dieses Untertests 'Fakten lernen' bilden dabei jeweils eine Einheit. Bei der Bearbeitung sollten Sie *zwischen den Lern- oder Einprägephasen und den dazugehörigen Reproduktionsphasen einer Einheit etwa eine Stunde Pause einlegen*, in der Sie etwas anderes machen - vorzugsweise etwas, das Sie ablenkt und auf andere Gedanken bringt. Denken Sie daran, daß Sie während der eigentlichen Testdurchführung in dieser Zeit den Untertest 'Textverständnis' bearbeiten müssen.

Damit dieses Buch nicht zu umfangreich - und damit für Sie zu teuer - wurde, habe ich darauf verzichtet, wie im Testheft des Original-TMS zwischen den Einprägephasen der beiden Untertests einer Einheit jeweils zwei Leerseiten einzufügen. Bei der Bearbeitung einer Einheit sollten Sie daher die Einprägephase des jeweils gerade nicht bearbeiteten Untertests abdecken.

Zum Schluß noch ein paar Ratschläge: Betrügen Sie sich nicht selbst, halten Sie möglichst genau die vorgeschriebenen Bearbeitungszeiten jeder Phase ein. Verwenden Sie dafür am besten eine Stoppuhr. Machen Sie sich *während der Einprägephasen keine Notizen*, bei der eigentlichen Testdurchführung führt dies zum sofortigen Ausschluß! Aus den gleichen Gründen sollten Sie auch nicht zwischen den einzelnen Phasen einer Einheit hin- und herblättern!

Notieren Sie sich während der Reproduktionsphasen Ihre Lösungen auf einen Zettel und vergleichen Sie diese dann mit denen im Lösungsschlüssel, den Sie im Anschluß an den Übungsteil finden.

Um eine Überlastung Ihres Gedächnisses zu vermeiden, sollten Sie i.a. nur eine, maximal zwei Einheiten pro Tag bearbeiten.

Die Arbeitsanweisungen zu den einzelnen Phasen gemäß der Praxis im TMS-Manuskript sind nachfolgend zu Beginn des Übungsteils aufgeführt, auf eine Wiederholung der jeweiligen Arbeitsanweisungen in jedem einzelnen Untertest wurde aus Platzgründen verzichtet.

Arbeitsanweisungen gemäß TMS XI

Figuren lernen (Reproduktionsphase)   Bearbeitungszeit: 5 Minuten

Geben Sie nun bitte an, welcher Teil jeder Figur im Lernheft schwarz ausgezeichnet war. Markieren Sie für jede Figur den Lösungsbuchstaben auf Ihrem Antwortbogen.

(Beachten Sie bitte die zeilenweise Abfolge der Figuren!)

Fakten lernen (Reproduktionsphase)   Bearbeitungszeit: 7 Minuten

Sie hatten zuvor versucht, sich die Charakterisierungen von mehreren Personen einzuprägen.

Nun sollen Sie einige Fragen zu diesen Personen beantworten.
(Beachten Sie bitte die spaltenweise Abfolge der Fragen!)

X   Arbeitsanweisungen gemäß TMS

Fakten lernen (Einprägephase)   **Lernzeit: 6 Minuten**

> Der folgende Untertest soll prüfen, wie gut Sie Fakten lernen und behalten können.
>
> 15 Patienten werden Ihnen vorgestellt; Sie erfahren jeweils den Namen, die Altersgruppe, den Beruf, ein weiteres Beschreibungsmerkmal (z.B. Familienstand) und die Diagnose.
>
> Ein Beispiel für eine derartige Fallbeschreibung:
>
> Lemke: ca. 30 Jahre, Dachdecker, ledig, Schädelbasisbruch
>
> Ihre Aufgabe ist es nun, sich die Informationen über jede Person so einzuprägen, daß Sie später Fragen nach Details beantworten können. Eine solche Frage könnte z.B. lauten:
>
> Der Patient mit dem Schädelbasisbruch ist von Beruf ...
>
> (A) Installateur.
> (B) Lehrer.
> (C) Dachdecker.
> (D) Handelsvertreter
> (E) Physiker.
>
> Die richtige Antwort wäre (C).

Figuren lernen (Einprägephase)   **Lernzeit: 4 Minuten**

Dieser Test prüft, wie gut Sie sich Einzelheiten von Gegenständen, die Sie mit dem Auge wahrnehmen, einprägen und merken können.

Es werden Ihnen 20 Figuren vorgegeben; ein Teil jeder Figur ist geschwärzt.

Ein Beispiel:

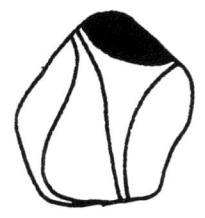

Die Lage der schwarzen Fläche sollen Sie nun so erlernen, daß Sie später angeben können, welcher Teil der Abbildung geschwärzt war. Die Figuren werden Ihnen dann jedoch in veränderter Reihenfolge vorgelegt.

Ein Beispiel für die Art, in der Sie später abgefragt werden:

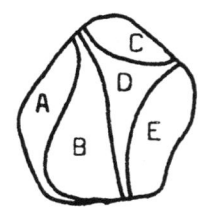

Die Lösung wäre dann (C).

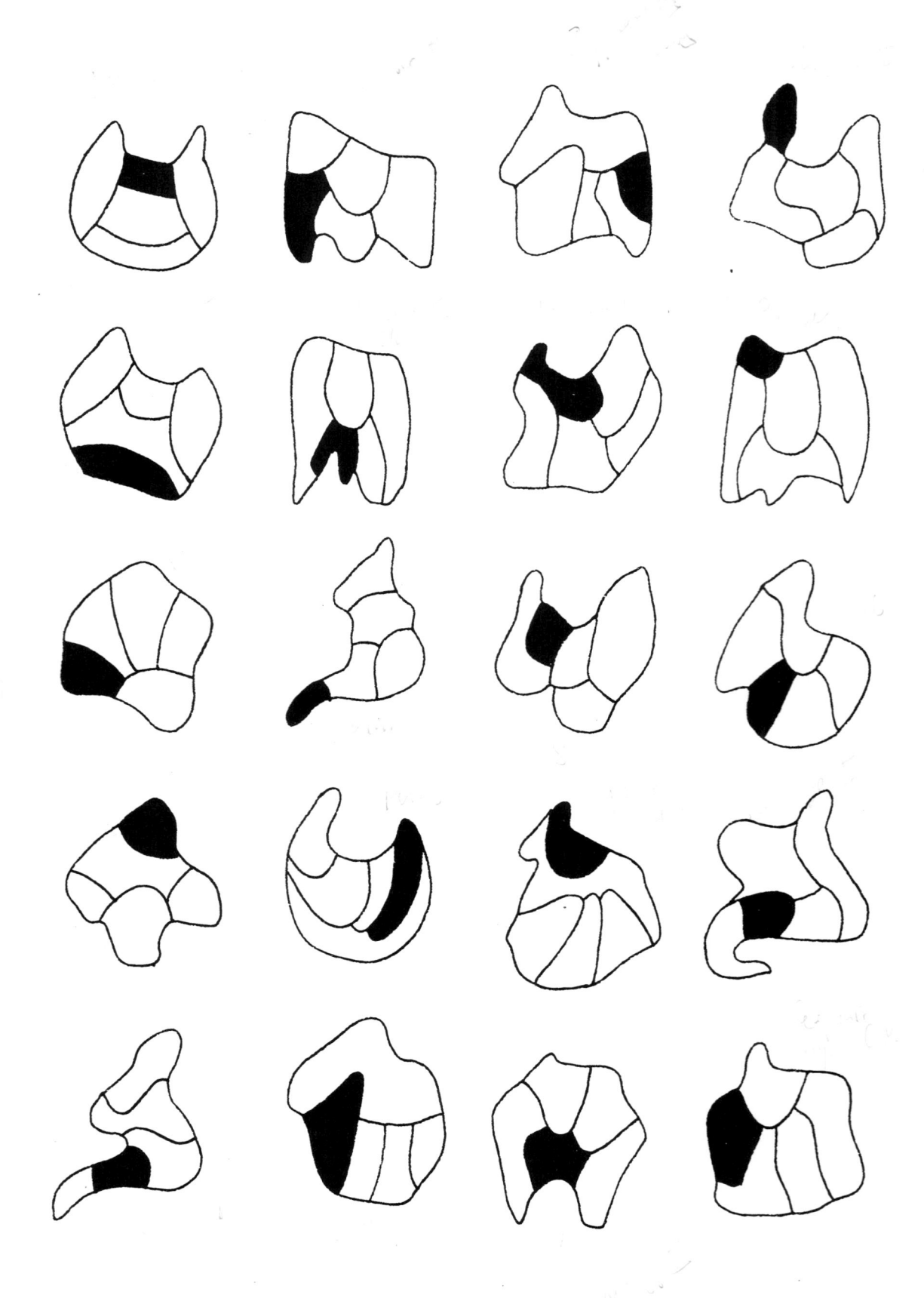

Figuren lernen Nr. 1 (Einprägephase) — Lernzeit: 4 Minuten

Fakten lernen Nr. 1 (Einprägephase) Lernzeit: 6 Minuten

Schwab	ca. 20 Jahre, Schüler, kontaktarm, Akne
Bayer	ca. 20 Jahre, Psychologiestudentin, arm, Masern
Franke	ca. 20 Jahre, Azubi, reaktionsschnell, Alkoholsucht
Büttner	ca. 30 Jahre, Rechtsanwältin, reich, Tumor
Wagner	ca. 30 Jahre, Gerichtsassessor, traurig, Zahnschmerzen
Böttcher	ca. 30 Jahre, Notar, glücklich, Leistenbeschwerden
Otto	ca. 40 Jahre, Politiker, gebildet, Beinbruch
Friedrich	ca. 40 Jahre, Beamter, cholerisch, Lungenödem
Karl	ca. 40 Jahre, Landtagsabgeordnete, gesellig, Allergie
Grosser	ca. 50 Jahre, Zahnarzt, vermögend, Herzinfarkt
Groß	ca. 50 Jahre, Apothekerin, verheiratet, Bluthochdruck
Großmann	ca. 50 Jahre, Optikerin, kinderlos, Durchblutungsstörungen
Kaufmann	ca. 65 Jahre, Maler, fleißig, grauer Star
Cramer	ca. 65 Jahre, Bildhauer, zerstreut, Untergewicht
Kremer	ca. 65 Jahre, Designerin, verwitwet, defekte Venenklappen

(Mindestens eine Stunde Pause!)

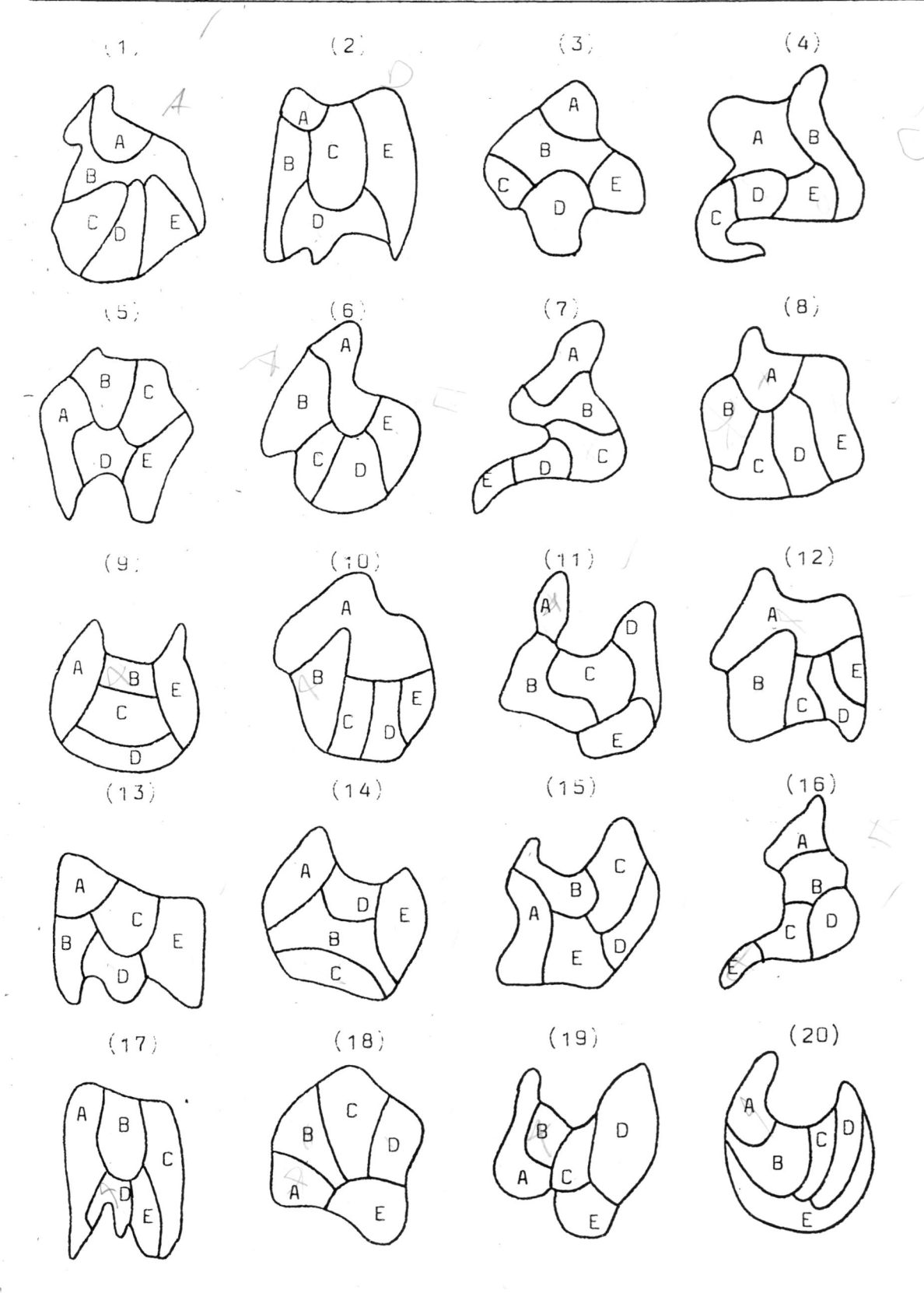

Figuren lernen Nr. 1 (Reproduktionsphase)
Beantwortungszeit: 5 Minuten

Fakten lernen Nr. 1 (Reproduktionsphase)
Beantwortungszeit: 7 Minuten

21) Herr Franke leidet an ...

(A) Alkoholsucht
(B) Durchblutungsstörungen
(C) Untergewicht
(D) Akne
(E) Bluthochdruck

22) Die Patientin mit Bluthochdruck heißt ...

(A) Friedrich
(B) Büttner
(C) Großmann
(D) Groß
(E) Kremer

23) Die reiche Patientin ist ...

(A) Psychologiestudentin
(B) Rechtsanwältin
(C) Optikerin
(D) Landtagsabgeordnete
(E) Designerin

24) Der zerstreute Patient heißt ...

(A) Cramer
(B) Böttcher
(C) Kremer
(D) Schwab
(E) Grosser

25) Die Patientin mit defekten Venenklappen ist ...

(A) arm
(B) verwitwet
(C) zerstreut
(D) gesellig
(E) vermögend

26) Herr Otto ist von Beruf ...

(A) Zahnarzt
(B) Bildhauer
(C) Politiker
(D) Beamter
(E) Gerichtsassessor

27) Der reaktionsschnelle Patient ist ...

(A) Bildhauer
(B) Gerichtsassessor
(C) Azubi
(D) Schüler
(E) Zahnarzt

28) Der Zahnarzt hat ...

(A) ein Lungenödem
(B) Leistenbeschwerden
(C) grauen Star
(D) einen Herzinfarkt
(E) eine Allergie

29) Die Patientin mit Tumor ist ...

(A) Psychologiestudentin
(B) Designerin
(C) Optikerin
(D) Rechtsanwältin
(E) Landtagsabgeordnete

30) Die Diagnose für den Notar lautet ...

(A) Beinbruch
(B) Bluthochdruck
(C) Leistenbeschwerden
(D) Durchblutungsstörungen
(E) Herzinfarkt

31) Die Psychologiestudentin ist ...

(A) arm
(B) kontaktarm
(C) traurig
(D) glücklich
(E) gebildet

32) Gerichtsassessor ist der Patient mit ...

(A) grauem Star
(B) Untergewicht
(C) Tumor
(D) Zahnschmerzen
(E) Lungenödem

33) Die ca. 40jährige Patientin ist ...

(A) Rechtsanwältin
(B) Optikerin
(C) Apothekerin
(D) Psychologiestudentin
(E) Landtagsabgeordnete

34) Herr Friedrich ist ...

(A) ca. 20 Jahre alt
(B) ca. 30 Jahre alt
(C) ca. 40 Jahre alt
(D) ca. 50 Jahre alt
(E) ca. 65 Jahre alt

35) Die reiche Patientin hat ...

(A) Lungenödem
(B) Tumor
(C) Untergewicht
(D) Herzinfarkt
(E) Masern

36) Die verwitwete Patientin heißt ...

(A) Grosser
(B) Cramer
(C) Kremer
(D) Friedrich
(E) Böttcher

37) Der cholerische Patient ist von Beruf ...

(A) Azubi
(B) Beamter
(C) Maler
(D) Zahnarzt
(E) Notar

38) Der Patient Wagner ist von Beruf ...

(A) Schüler
(B) Bildhauer
(C) Politiker
(D) Gerichtsassessor
(E) Notar

39) Die arme Patientin hat ...

(A) Tumor
(B) Allergie
(C) defekte Venenklappen
(D) Masern
(E) Durchblutungsstörungen

40) Der Notar ist ...

(A) ca. 20 Jahre alt
(B) ca. 30 Jahre alt
(C) ca. 40 Jahre alt
(D) ca. 50 Jahre alt
(E) ca. 65 Jahre alt

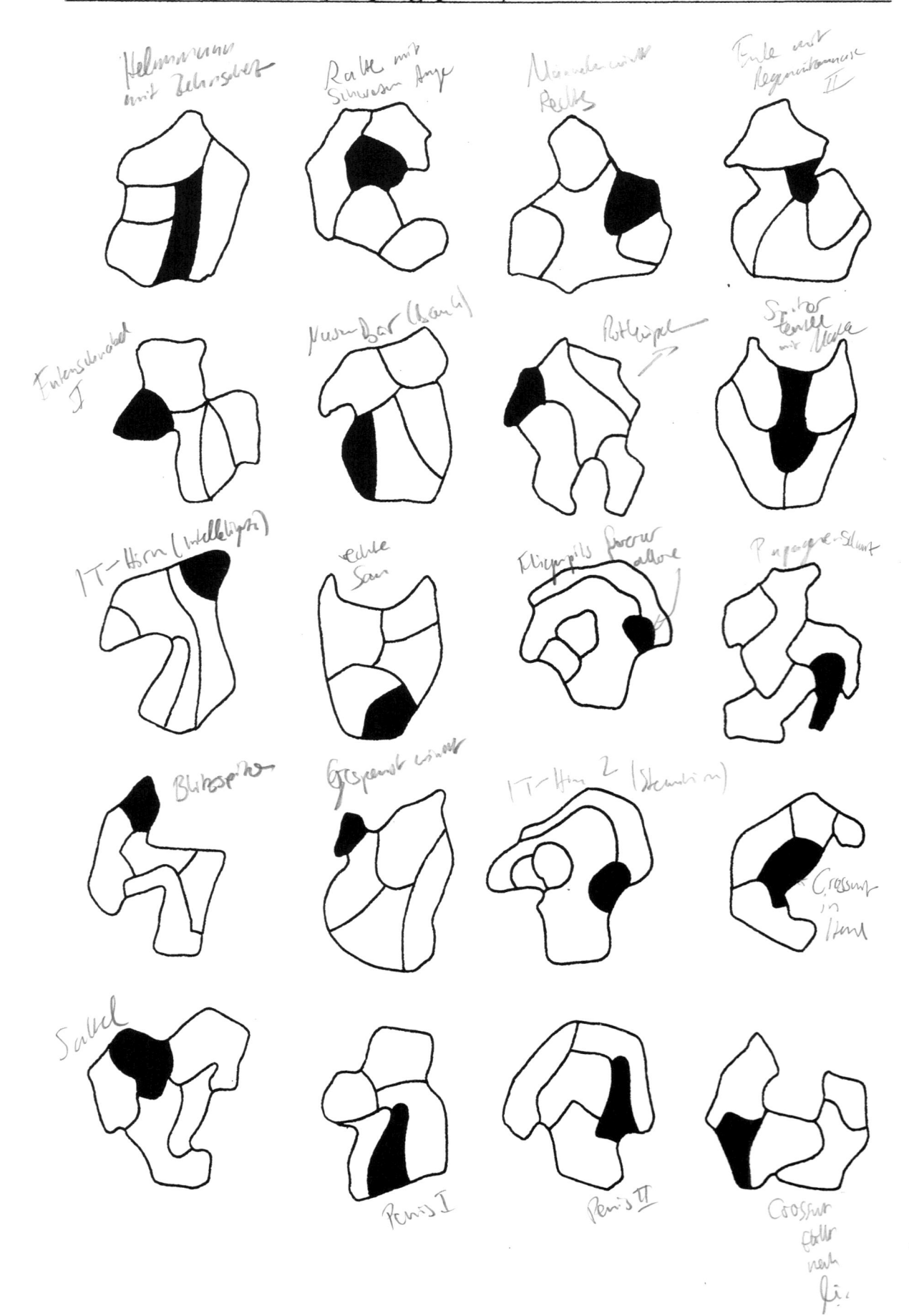

Figuren lernen Nr. 2 (Einprägephase) — Lernzeit: 4 Minuten

Fakten lernen Nr. 2 (Einprägephase)　　　Lernzeit: 6 Minuten

Lederer	ca. 20 Jahre, Lehrling, unfreundlich, Windpocken
Gerber	ca. 20 Jahre, Auszubildende, ängstlich, Röteln
Häuter	ca. 20 Jahre, Geselle, eifrig, Migräne
Kellermann	ca. 30 Jahre, Krankenpfleger, übermütig, Zahnausfall
Hausner	ca. 30 Jahre, Krankenschwester, freundlich, Magersucht
Dachner	ca. 30 Jahre, Assistenzarzt, angeberisch, Zwergwuchs
Bau	ca. 40 Jahre, Großist, brutal, Gallensteine
Stall	ca. 40 Jahre, Einzelhändler, emsig, Diabetis
Stock	ca. 40 Jahre, Marktfrau, entgegenkommend, Schwindsucht
Balkner	ca. 50 Jahre, Weinbauer, redselig, Cholera
Brettmann	ca. 50 Jahre, Landarbeiter, fromm, Sterilität
Holzer	ca. 50 Jahre, Großmagd, fleißig, Magengeschwür
Hungerthal	ca. 65 Jahre, Bettler, abwehrend, Unterernährung
Taler	ca. 65 Jahre, Landstreicherin, neugierig, Haarausfall
Talmann	ca. 65 Jahre, Penner, beinamputiert, Kopfschmerzen

(Mindestens eine Stunde Pause!)

Figuren lernen Nr. 2 (Reproduktionsphase)
Beantwortungszeit: 5 Minuten

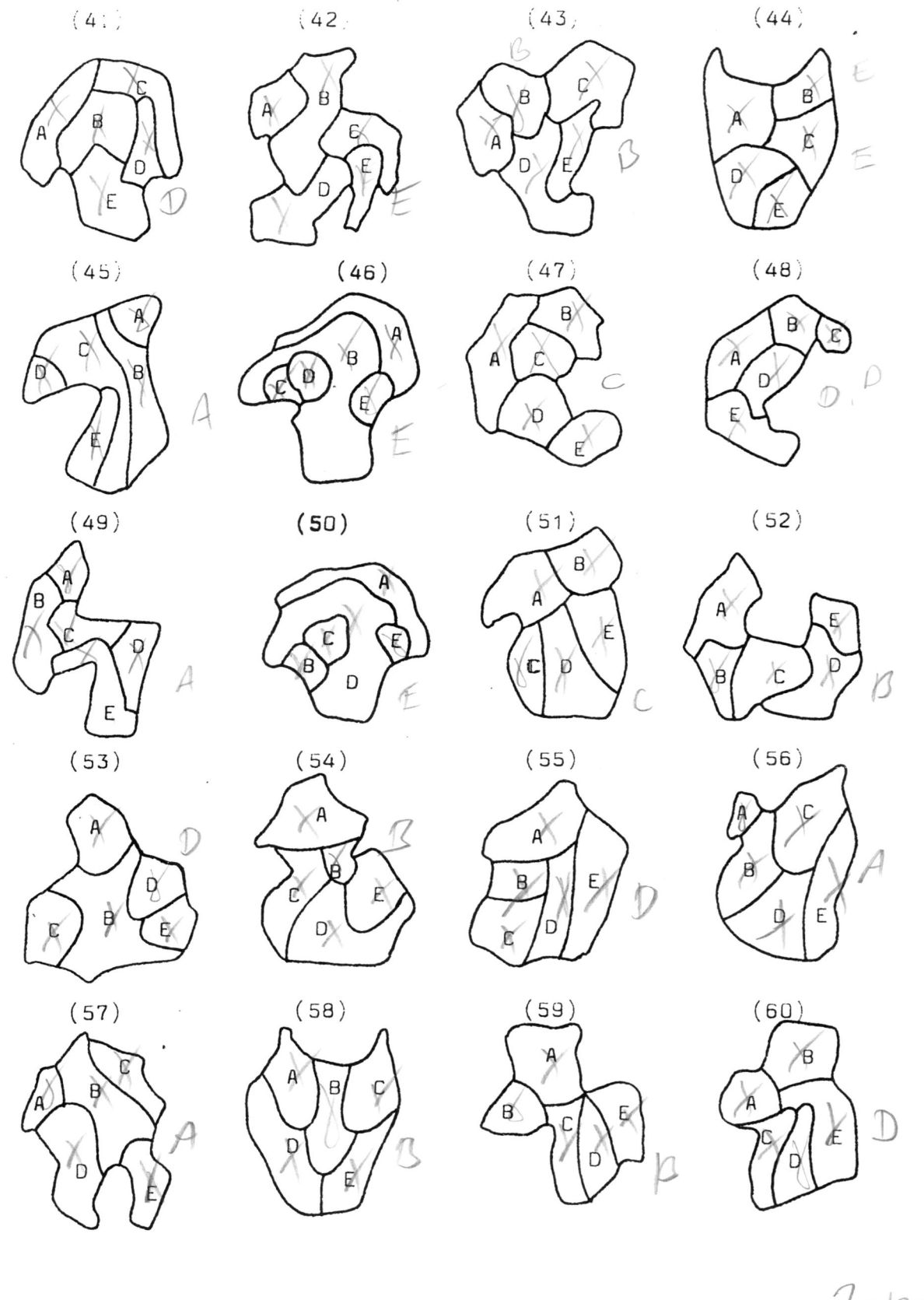

Fakten lernen Nr. 2 (Reproduktionsphase)
Beantwortungszeit: 7 Minuten

61) Der Bettler leidet an ...

(A) Schwindsucht
(B) Unterernährung
(C) Zwergwuchs
(D) Magersucht
(E) Magengeschwür

62) Die ca. 40jährige Patientin ist ...

(A) Krankenschwester
(B) Großmagd
(C) Landstreicherin
(D) Auszubildende
(E) Marktfrau

63) Der Einzelhändler ist ...

(A) ca. 20 Jahre alt
(B) ca. 30 Jahre alt
(C) ca. 40 Jahre alt
(D) ca. 50 Jahre alt
(E) ca. 65 Jahre alt

64) Herr Kellermann leidet an ...

(A) Diabetis
(B) Kopfschmerzen
(C) Migräne
(D) Zahnausfall
(E) Gallensteinen

65) Frau Stock ist ...

(A) fleißig
(B) entgegenkommend
(C) übermütig
(D) redselig
(E) ängstlich

66) Der brutale Patient ist ...

(A) Lehrling
(B) Assistenzarzt
(C) Großist
(D) Landarbeiter
(E) Krankenpfleger

67) Die neugierige Patientin ist von Beruf ...

(A) Großmagd
(B) Lehrling
(C) Marktfrau
(D) Landstreicherin
(E) Krankenschwester

68) Der redselige Patient heißt ...

(A) Gerber
(B) Hungerthal
(C) Brettmann
(D) Hausner
(E) Balkner

69) Der Patient mit Cholera ist ...

(A) Weinbauer
(B) Assistenzarzt
(C) Lehrling
(D) Großist
(E) Landarbeiter

70) Der fromme Patient leidet an ...

(A) Sterilität
(B) Magersucht
(C) Röteln
(D) Magengeschwür
(E) Haarausfall

71) Herr Lederer ist ...

(A) unfreundlich
(B) fromm
(C) übermütig
(D) fleißig
(E) beinamputiert

72) Frau Hausner leidet an ...

(A) Haarausfall
(B) Magengeschwür
(C) Röteln
(D) Schwindsucht
(E) Magersucht

73) Der Beruf der freundlichen Patientin ist ...

(A) Krankenschwester
(B) Auszubildende
(C) Landstreicherin
(D) Großmagd
(E) Marktfrau

74) Fromm ist der ...

(A) Geselle
(B) Penner
(C) Bettler
(D) Landarbeiter
(E) Großist

75) An Diabetis erkrankt ist ein ...

(A) ca. 20jähriger Patient
(B) ca. 30jähriger Patient
(C) ca. 40jähriger Patient
(D) ca. 50jähriger Patient
(E) ca. 65jähriger Patient

76) Übermütig ist ...

(A) Herr Talmann
(B) Herr Häuter
(C) Herr Dachner
(D) Herr Kellermann
(E) Herr Balkner

77) Unter Windpocken leidet ...

(A) die Auszubildende
(B) der Weinbauer
(C) die Landstreicherin
(D) der Lehrling
(E) der Geselle

78) Der angeberische Patient heißt ...

(A) Brettmann
(B) Kellermann
(C) Taler
(D) Dachner
(E) Stall

79) Herr Bau ist von Beruf ...

(A) Großist
(B) Weinbauer
(C) Penner
(D) Assistenzarzt
(E) Einzelhändler

80) Der beinamputierte Patient heißt ...

(A) Häuter
(B) Brettmann
(C) Hungerthal
(D) Talmann
(E) Dachner

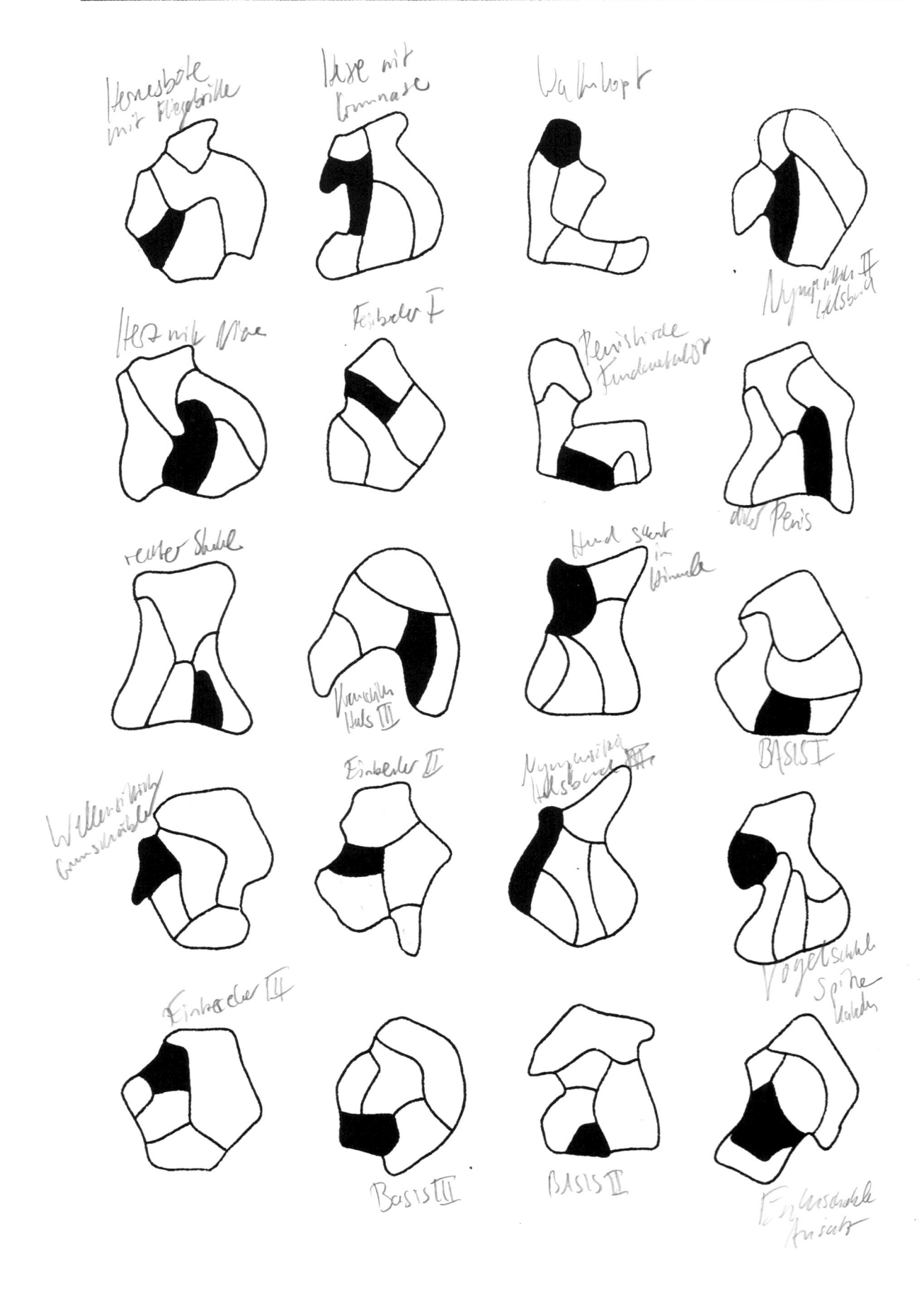

Figuren lernen Nr. 3 (Einprägephase)   Lernzeit: 4 Minuten

Fakten lernen Nr. 3 (Einprägephase)　　　　Lernzeit: 6 Minuten

Schweiger	ca. 20 Jahre, Handballspielerin, intelligent, Pickel
Stiller	ca. 20 Jahre, Judomeisterin, geduldig, Tuberkulose
Stumm	ca. 20 Jahre, Tennisspieler, erfolgreich, Grippe
Sonnenberger	ca. 30 Jahre, Geophysiker, rothaarig, Zahnwurzelabzeß
Mond	ca. 30 Jahre, Chemiker, merkwürdig, Blutvergiftung
Sternthaler	ca. 30 Jahre, Biologin, geistig häufig abwesend, Eisenmangel
Rosenberg	ca. 40 Jahre, Pilot, einseitig, Arsenvergiftung
Blumental	ca. 40 Jahre, Stewardess, abgemagert, Immunschwäche
Lilienthal	ca. 40 Jahre, Segelfliegerin, schwanger, Herzkammerflimmern
Schmidt	ca. 50 Jahre, Neurologin, ruhig, Asthma
Müller	ca. 50 Jahre, Radiologe, kinderreich, Erschöpfung
Meier	ca. 50 Jahre, Kinderärztin, geschieden, Herzrhythmusstörungen
Schneider	ca. 65 Jahre, Chauffeur, schlau, Appetitlosigkeit
Claydermann	ca. 65 Jahre, Butler, dienstbeflissen, Hirnhautentzündung
Nähmann	ca. 65 Jahre, Köchin, experimentierfreudig, Netzhautablösung

(Mindestens eine Stunde Pause!)

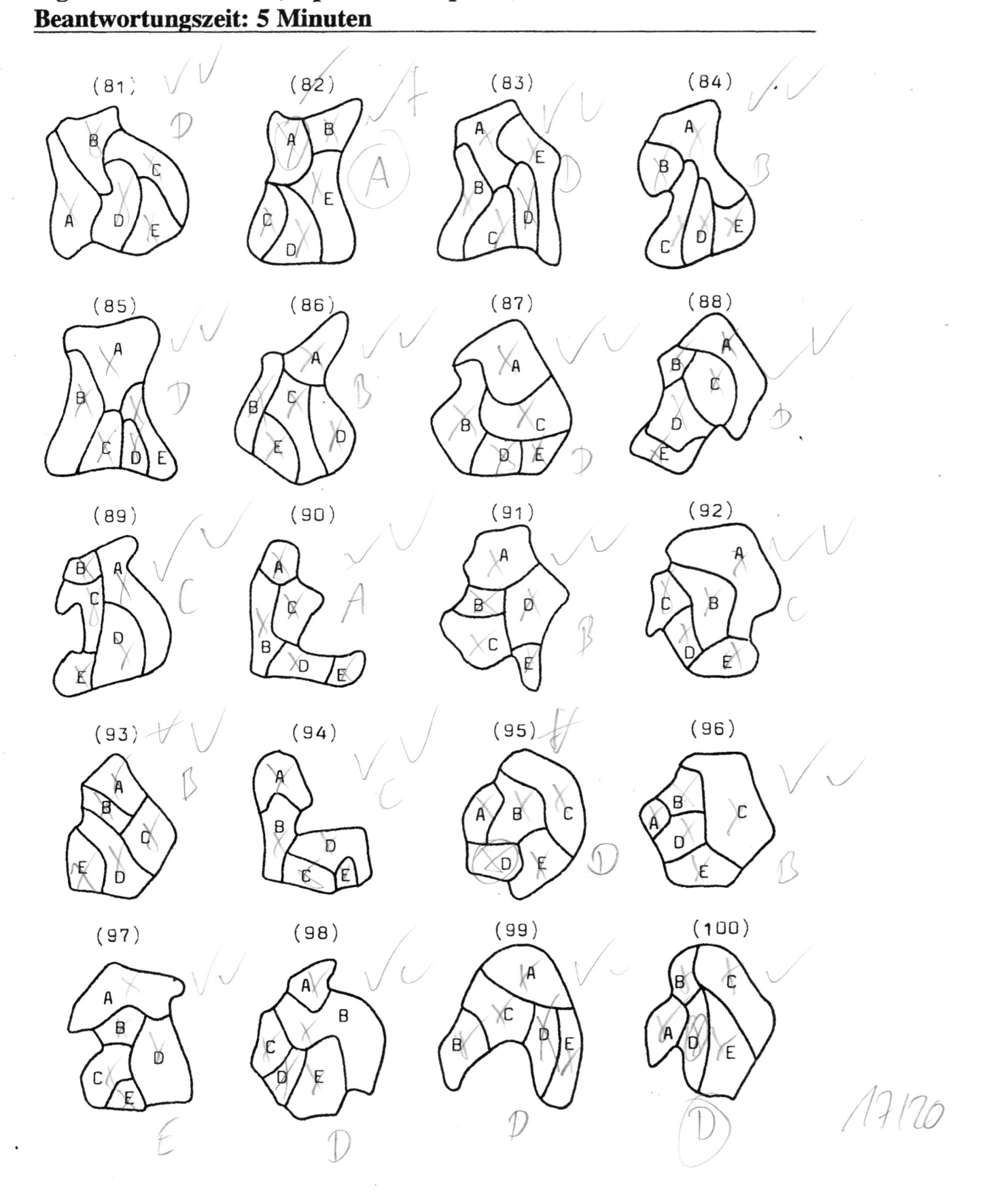

Figuren lernen Nr. 3 (Reproduktionsphase)
Beantwortungszeit: 5 Minuten

Fakten lernen Nr. 3 (Reproduktionsphase)
Beantwortungszeit: 7 Minuten

101) Die schwangere Patientin ist von Beruf ...

(A) Judomeisterin
(B) Segelfliegerin
(C) Kinderärztin
(D) Stewardess
(E) Neurologin

102) Die Diagnose für den Radiologen lautet ...

(A) Arsenvergiftung
(B) Zahnwurzelabzeß
(C) Hirnhautentzündung
(D) Tuberkulose
(E) Erschöpfung

103) Herr Claydermann ist ...

(A) ruhig
(B) dienstbeflissen
(C) intelligent
(D) schlau
(E) kinderreich

104) Die Patientin mit Asthma heißt ...

(A) Rosenberg
(B) Stiller
(C) Claydermann
(D) Lilienthal
(E) Schmidt

105) Der kinderreiche Patient ist ...

(A) Radiologe
(B) Geophysiker
(C) Chauffeur
(D) Pilot
(E) Butler

106) Die Patientin mit Herzrhythmusstörungen ist ...

(A) intelligent
(B) experimentierfreudig
(C) kinderreich
(D) geschieden
(E) rothaarig

107) Die geistig häufig abwesende Patientin ist ...

(A) ca. 20 Jahre alt
(B) ca. 30 Jahre alt
(C) ca. 40 Jahre alt
(D) ca. 50 Jahre alt
(E) ca. 65 Jahre alt

108) Frau Schweiger hat ...

(A) Pickel
(B) Herzrhythmusstörungen
(C) Netzhautablösung
(D) Herzkammerflimmern
(E) Zahnwurzelabzeß

109) Die ca. 65 Jahre alte Patientin leidet an ...

(A) Appetitlosigkeit
(B) Eisenmangel
(C) Netzhautablösung
(D) Asthma
(E) Tuberkulose

110) Der Pilot heißt ...

(A) Müller
(B) Schneider
(C) Stumm
(D) Rosenberg
(E) Lilienthal

111) Der ca. 50jährige Patient ist ...

(A) geschieden
(B) merkwürdig
(C) kinderreich
(D) einseitig
(E) schlau

112) Abgemagert ist die Patientin mit ...

(A) Immunschwäche
(B) Tuberkulose
(C) Appetitlosigkeit
(D) Asthma
(E) Herzrhythmusstörungen

113) Hirnhautentzündung lautet die Diagnose für einen...

(A) ca. 20jährigen Patienten
(B) ca. 30jährigen Patienten
(C) ca. 40jährigen Patienten
(D) ca. 50jährigen Patienten
(E) ca. 65jährigen Patienten

114) Frau Schmidt ist ...

(A) intelligent
(B) ruhig
(C) geduldig
(D) geschieden
(E) experimentierfreudig

115) Der rothaarige Patient heißt ...

(A) Stumm
(B) Müller
(C) Rosenberg
(D) Sonnenberger
(E) Mond

116) Für den Geophysiker lautet die Diagnose ...

(A) Grippe
(B) Zahnwurzelabzeß
(C) Hirnhautentzündung
(D) Erschöpfung
(E) Blutvergiftung

117) Die geschiedene Patientin leidet an ...

(A) Pickel
(B) Tuberkulose
(C) Herzrhythmusstörungen
(D) Blutvergiftung
(E) Hirnhautentzündung

118) Herr Schneider arbeitet beruflich als ...

(A) Chauffeur
(B) Geophysiker
(C) Butler
(D) Chemiker
(E) Pilot

119) Frau Blumenthal ist ...

(A) ca. 20 Jahre alt
(B) ca. 30 Jahre alt
(C) ca. 40 Jahre alt
(D) ca. 50 Jahre alt
(E) ca. 65 Jahre alt

120) Unter Herzkammerflimmern leidet ...

(A) die schwangere Patientin
(B) die geschiedene Patientin
(C) die abgemagerte Patientin
(D) die geduldige Patientin
(E) die intelligente Patientin

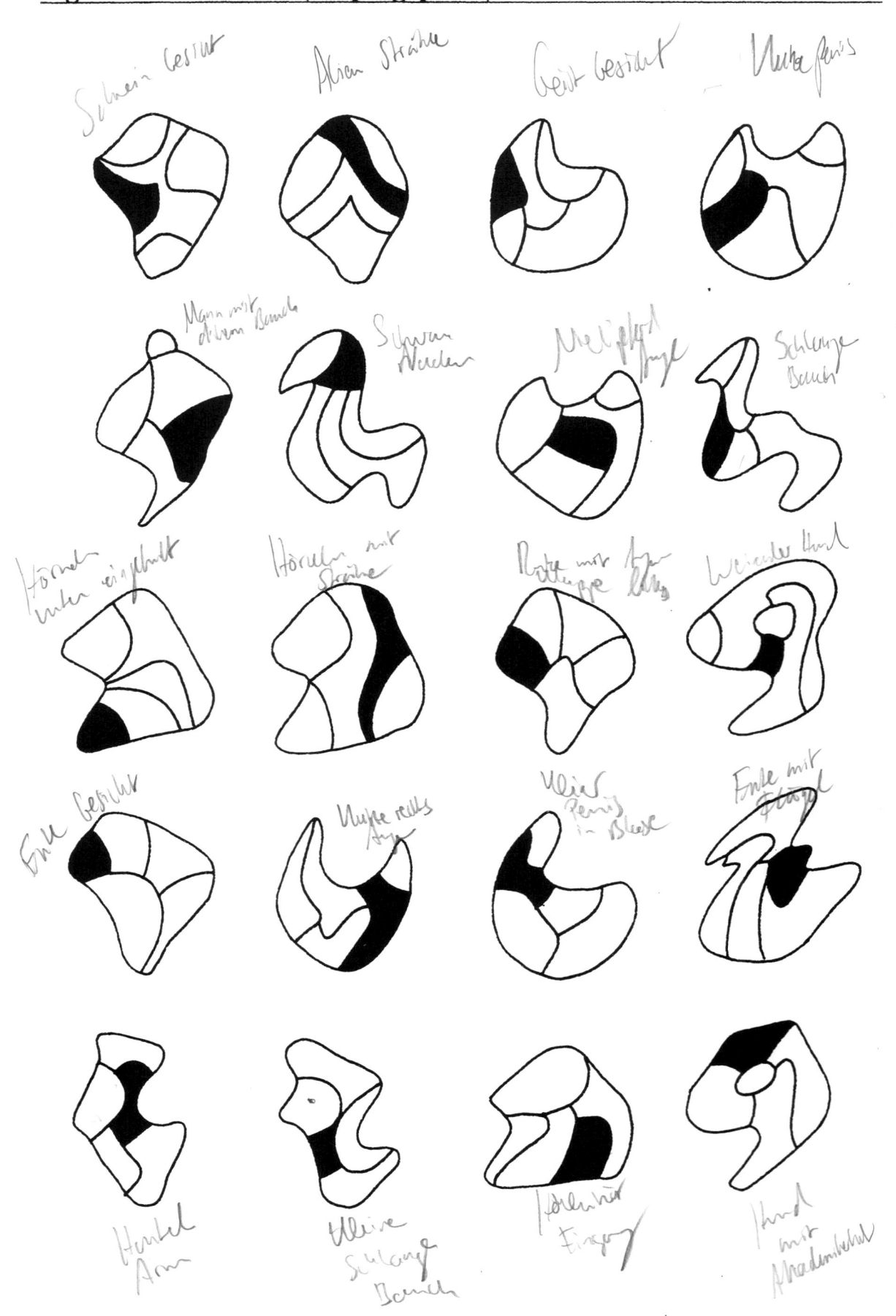

Figuren lernen Nr. 4 (Einprägephase) Lernzeit: 4 Minuten

Fakten lernen Nr. 4 (Einprägephase) Lernzeit: 6 Minuten

Hartmann	ca. 20 Jahre, Fischer, übereifrig, Schweißfüße
Weichler	ca. 20 Jahre, Taucher, träge, Typhus
Stärkerer	ca. 20 Jahre, Leichtmatrose, wasserscheu, AIDS
Wolf	ca. 30 Jahre, Schlachter, stumm, Hasenscharte
Bährmann	ca. 30 Jahre, Metzgerin, agil, Pocken
Reinicke	ca. 30 Jahre, Konditorin, mager, Blinddarmentzündung
Ritter	ca. 40 Jahre, Fernfahrer, furchtsam, Bluterkrankheit
Graff	ca. 40 Jahre, Zugführerin, blond, Beckenbruch
Fürstenberg	ca. 40 Jahre, Reiseleiterin, einsam, Blinddarmdurchbruch
Roman	ca. 50 Jahre, Dressurreiter, welterfahren, Angina pectoris
Münchner	ca. 50 Jahre, Hundezüchterin, drahtig, Schüttellähmung
Hamburger	ca. 50 Jahre, Tiertrainer, vergeßlich, Birkenpollenallergie
Pfaff	ca. 65 Jahre, Kaplan, weißhaarig, Dementia
Bischoffs	ca. 65 Jahre, Nonne, vorbestraft, Knochenmarkkrebs
Küster	ca. 65 Jahre, Pastorin, ungebunden, Harnleiterentzündung

(Mindestens eine Stunde Pause!)

Figuren lernen Nr. 4 (Reproduktionsphase)
Beantwortungszeit: 5 Minuten

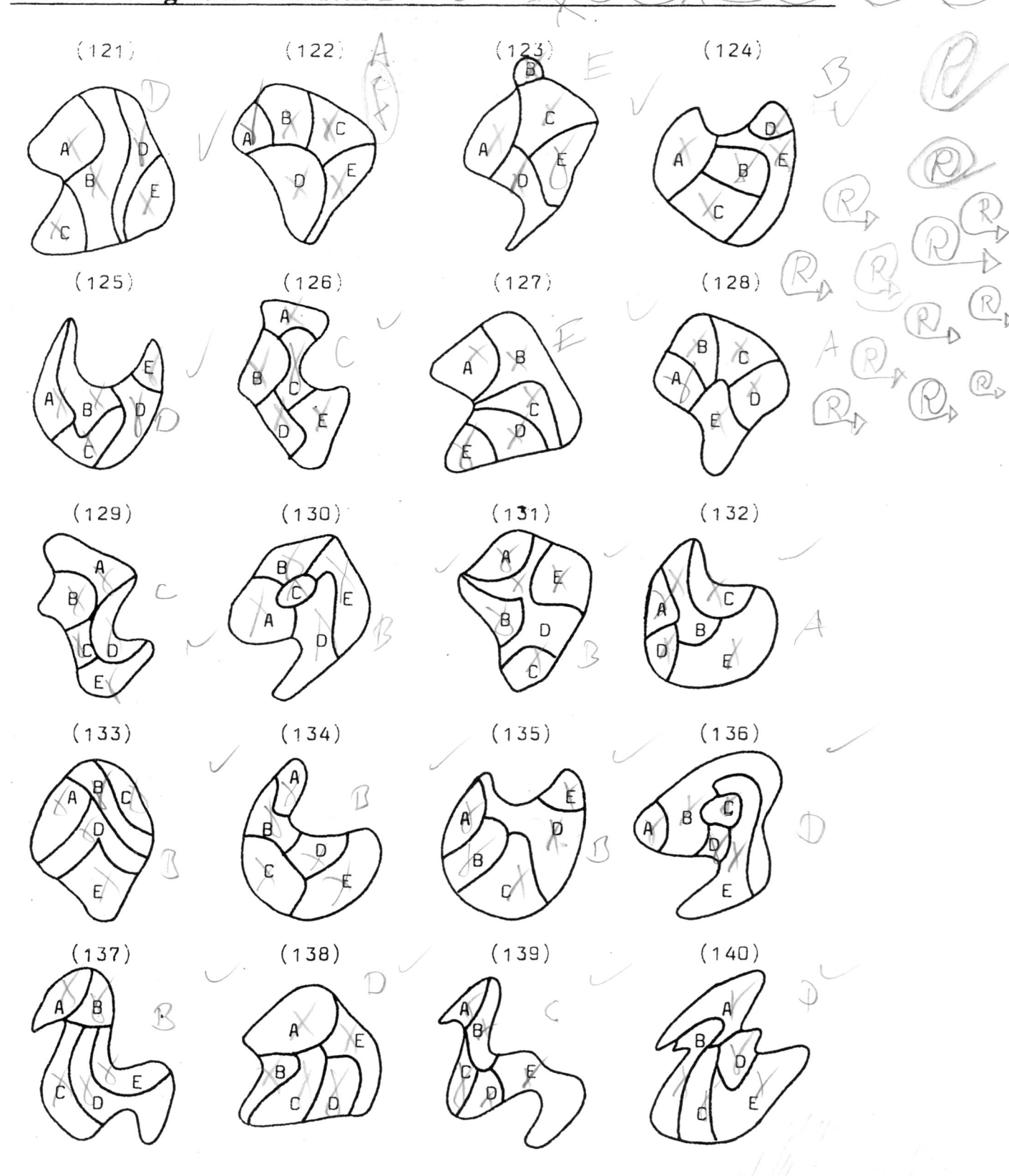

Fakten lernen Nr. 4 (Reproduktionsphase)
Beantwortungszeit: 7 Minuten

141) Der ca. 30jährige Patient ist ...

(A) stumm
(B) übereifrig
(C) vorbestraft
(D) furchtsam
(E) agil

142) Der Patient mit Birkenpollenallergie ist von Beruf ...

(A) Tiertrainer
(B) Kaplan
(C) Fernfahrer
(D) Fischer
(E) Leichtmatrose

143) Herr Wolf ist ...

(A) ca. 20 Jahre alt
(B) ca. 30 Jahre alt
(C) ca. 40 Jahre alt
(D) ca. 50 Jahre alt
(E) ca. 65 Jahre alt

144) Der weißhaarige Patient ist ...

(A) ca. 20 Jahre alt
(B) ca. 30 Jahre alt
(C) ca. 40 Jahre alt
(D) ca. 50 Jahre alt
(E) ca. 65 Jahre alt

145) Der Tiertrainer leidet an ...

(A) Bluterkrankheit
(B) Typhus
(C) Birkenpollenallergie
(D) Knochenmarkskrebs
(E) Angina pectoris

146) Frau Bischoffs ist von Beruf ...

(A) Metzgerin
(B) Nonne
(C) Pastorin
(D) Hundezüchterin
(E) Konditorin

147) Die Diagnose für den welterfahrenen Patienten lautet ...

(A) Typhus
(B) Pocken
(C) Dementia
(D) Blinddarmdurchbruch
(E) Angina pectoris

148) Frau Fürstenberg ist ...

(A) Reiseleiterin
(B) Zugführerin
(C) Metzgerin
(D) Nonne
(E) Hundezüchterin

149) Der Patient mit AIDS heißt ...

(A) Reinicke
(B) Ritter
(C) Stärkerer
(D) Hartmann
(E) Pfaff

150) Unter Schweißfüßen leidet ...

(A) Herr Pfaff
(B) Herr Wolf
(C) Herr Hartmann
(D) Herr Roman
(E) Herr Ritter

151) Frau Münchner leidet an ...

 (A) Pocken
 (B) Blinddarmentzündung
 (C) Schüttellähmung
 (D) Knochenmarkskrebs
 (E) Birkenpollenallergie

152) Herr Weichler leidet an ...

 (A) Typhus
 (B) Schweißfüßen
 (C) Harnleiterentzündung
 (D) AIDS
 (E) Darmdurchbruch

153) Unter Pocken leidet ...

 (A) die einsame Patientin
 (B) die agile Patientin
 (C) die vorbestrafte Patientin
 (D) die blonde Patientin
 (E) die magere Patientin

154) Die Konditorin leidet an ...

 (A) Blinddarmdurchbruch
 (B) Beckenbruch
 (C) Schüttellähmung
 (D) Knochenmarkskrebs
 (E) Blinddarmentzündung

155) Der Patient mit Hasenscharte ist ...

 (A) übereifrig
 (B) stumm
 (C) furchtsam
 (D) drahtig
 (E) vorbestraft

156) Die Zugführerin ist ...

 (A) ungebunden
 (B) übereifrig
 (C) mager
 (D) blond
 (E) drahtig

157) Drahtig ist ...

 (A) Frau Küster
 (B) Frau Graff
 (C) Frau Münchner
 (D) Frau Bährmann
 (E) Frau Fürstenberg

158) Herr Ritters Beruf ist ...

 (A) Fischer
 (B) Ingeieur
 (C) Fernfahrer
 (D) Taucher
 (E) Tiertrainer

159) Der Dressurreiter heißt ...

 (A) Ritter
 (B) Hartmann
 (C) Hamburger
 (D) Roman
 (E) Pfaff

160) Die Diagnose für die Hundezüchterin lautet ...

 (A) Beckenbruch
 (B) AIDS
 (C) Typhus
 (D) Schüttellähmung
 (E) Harnleiterentzündung

Figuren lernen Nr. 5 (Einprägephase)   Lernzeit: 4 Minuten

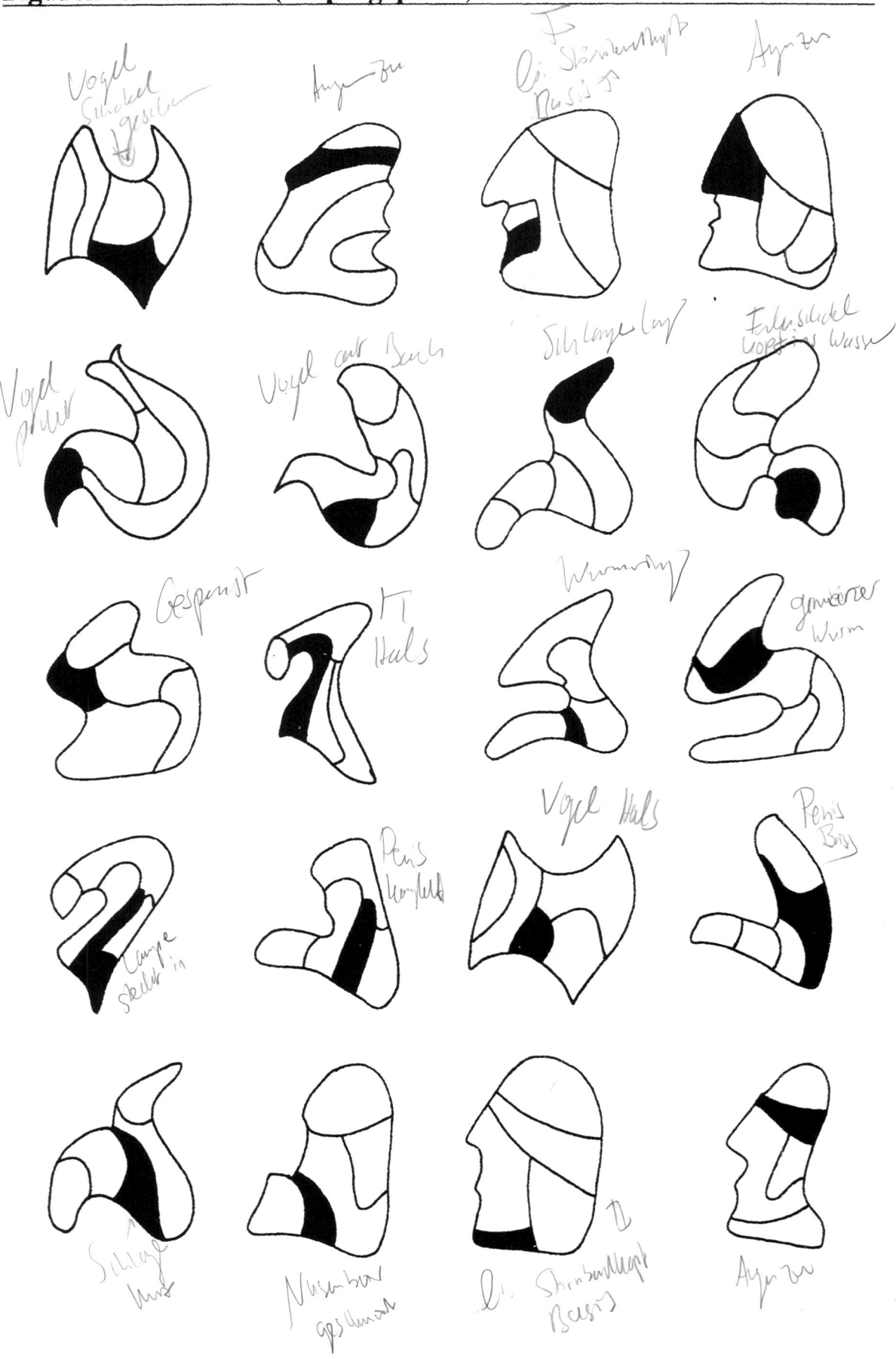

Fakten lernen Nr. 5 (Einprägephase)   Lernzeit: 6 Minuten

Ford	ca. 20 Jahre, Autodesignerin, hübsch, Durchfall
Porsche	ca. 20 Jahre, Rennfahrer, zielstrebig, Schnupfen
Daimler	ca. 20 Jahre, Kfz-Mechanikerin, fröhlich, Eiweißmangel
Adolf	ca. 30 Jahre, Stabsärztin, neugierig, Anämie
Heinrich	ca. 30 Jahre, Feldwebel, musikalisch, Depressionen
Hermann	ca. 30 Jahre, Jagdflieger, tierlieb, Paranoia
Bachmann	ca. 40 Jahre, Sängerin, leicht erregbar, Herzinsuffizienz
Quelle	ca. 40 Jahre, Pianist, höflich, Raucherbein
Stromberger	ca. 40 Jahre, Organistin, häßlich, Blinddarmreizung
Süßmilch	ca. 50 Jahre, Amtmann, lustig, Übergewicht
Kohlsaft	ca. 50 Jahre, Richterin, liebevoll, Schizophrenie
Dienstbier	ca. 50 Jahre, Kriminalkommissarin, zynisch, Darmverschlingung
Spielmann	ca. 65 Jahre, Sozialarbeiter, schwerfällig, Lungenentzündung
Beiblatt	ca. 65 Jahre, Bewährungshelferin, zänkisch, Nierenschaden
Karthe	ca. 65 Jahre, Entwicklungshelfer, bescheiden, Schlaganfall

(Mindestens eine Stunde Pause!)

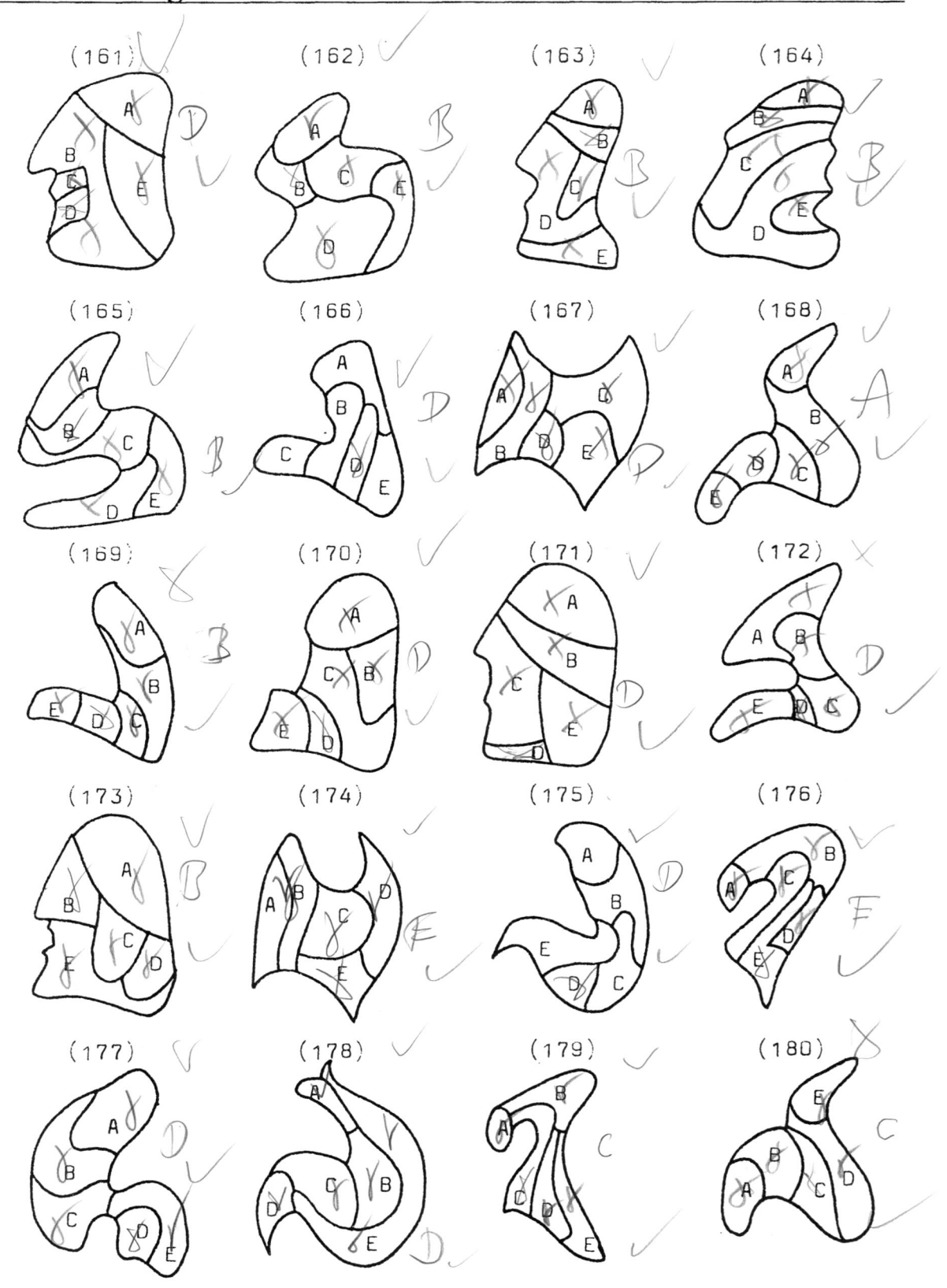

Figuren lernen Nr. 5 (Reproduktionsphase)
Beantwortungszeit: 5 Minuten

Fakten lernen Nr. 5 (Reproduktionsphase)
Beantwortungszeit: 7 Minuten

181) Herr Hermann leidet an ...

(A) Depressionen
(B) Schizophrenie
(C) Paranoia
(D) Übergewicht
(E) Raucherbein

182) Der an Schnupfen Erkrankte ist ...

(A) ca. 20 Jahre alt
(B) ca. 30 Jahre alt
(C) ca. 40 Jahre alt
(D) ca. 50 Jahre alt
(E) ca. 65 Jahre alt

183) Die Patientin mit Darmverschlingung ist von Beruf ...

(A) Kriminalkommissarin
(B) Stabsärztin
(C) Organistin
(D) Bewährungshelferin
(E) Sängerin

184) Der 40jährige Patient ist ...

(A) leicht erregbar
(B) höflich
(C) neugierig
(D) zynisch
(E) tierlieb

185) Frau Adolf ist ...

(A) zielstrebig
(B) hübsch
(C) neugierig
(D) liebevoll
(E) bescheiden

186) Frau Bachmann ist von Beruf ...

(A) Bewährungshelferin
(B) Organistin
(C) Kfz-Mechanikerin
(D) Autodesignerin
(E) Sängerin

187) Der Name der Stabsärztin ist ...

(A) Daimler
(B) Adolf
(C) Dienstbier
(D) Hermann
(E) Beiblatt

188) Die Diagnose für den höflichen Herrn lautet ...

(A) Schlaganfall
(B) Übergewicht
(C) Durchfall
(D) Raucherbein
(E) Blinddarmreizung

189) Herr Spielmann hat ...

(A) Schnupfen
(B) Schlaganfall
(C) Schizophrenie
(D) Nierenschaden
(E) Lungenentzündung

190) Die hübsche Patientin heißt ...

(A) Ford
(B) Hermann
(C) Beiblatt
(D) Dienstbier
(E) Daimler

191) Der Entwicklungshelfer ist ...

(A) ca. 20 Jahre alt
(B) ca. 30 Jahre alt
(C) ca. 40 Jahre alt
(D) ca. 50 Jahre alt
(E) ca. 65 Jahre alt

192) Der lustige Patient heißt ...

(A) Herr Süßmilch
(B) Herr Quelle
(C) Herr Spielmann
(D) Herr Porsche
(E) Herr Karthe

193) Der musikalische Patient ist von Beruf ...

(A) Rennfahrer
(B) Entwicklungshelfer
(C) Feldwebel
(D) Pianist
(E) Amtmann

194) Tierlieb ist ...

(A) Herr Heinrich
(B) Herr Porsche
(C) Herr Hermann
(D) Herr Süßmilch
(E) Herr Spielmann

195) Ca. 40 Jahre alt ist ...

(A) Frau Bachmann
(B) Frau Adolf
(C) Frau Ford
(D) Frau Dienstbier
(E) Frau Kohlsaft

196) Frau Kohlsaft ist von Beruf ...

(A) Kriminalkommissarin
(B) Kfz-Mechanikerin
(C) Organistin
(D) Richterin
(E) Stabsärztin

197) Herr Süßmilch leidet an ...

(A) Herzinsuffizienz
(B) Übergewicht
(C) Depressionen
(D) Schlaganfall
(E) Raucherbein

198) Die Diagnose für die ca. 30 Jahre alte Patientin lautet ...

(A) Anämie
(B) Depressionen
(C) Eiweißmangel
(D) Durchfall
(E) Darmverschlingung

199) Unter Schizophrenie leidet ...

(A) die Sängerin
(B) die Stabsärztin
(C) die Bewährungshelferin
(D) die Richterin
(E) die Organistin

200) Frau Beiblatt ist ...

(A) Autodesignerin
(B) Bewährungshelferin
(C) Sängerin
(D) Organistin
(E) Richterin

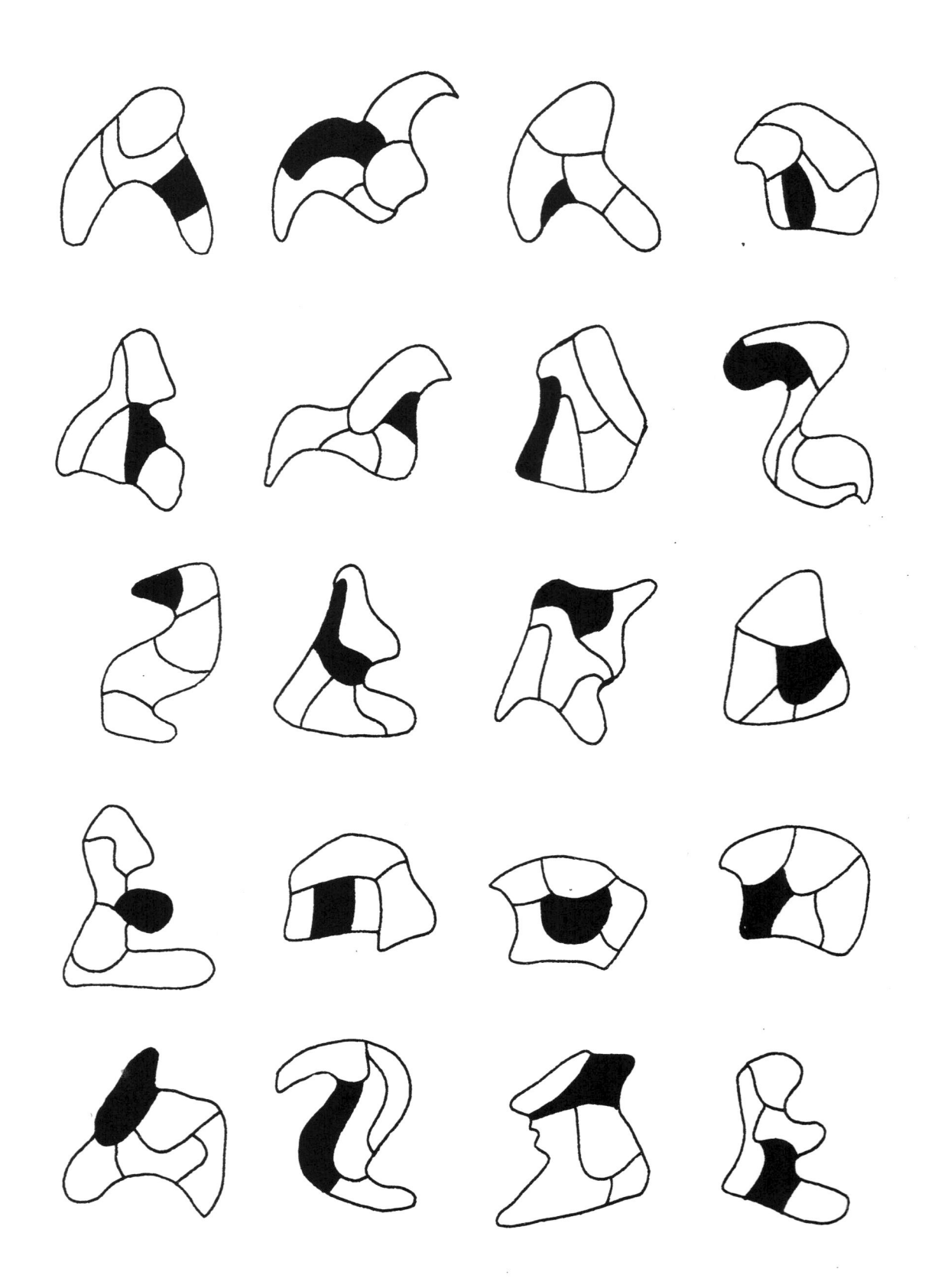

Figuren lernen Nr. 6 (Einprägephase)　　　Lernzeit: 4 Minuten

Fakten lernen Nr. 6 (Einprägephase) Lernzeit: 6 Minuten

Corleone	ca. 20 Jahre, Sprinterin, kreativ, Grippe
Capone	ca. 20 Jahre, Leichtgewichtsboxerin, ledig, Schädeltrauma
Camorra	ca. 20 Jahre, Hochspringer, frech, Kropf
Caro	ca. 30 Jahre, Hochstapler, phlegmatisch, Rippenbruch
Herzer	ca. 30 Jahre, Diebin, ehrlich, Warzen
Kreuzmann	ca. 30 Jahre, Heiratsschwindler, kämpferisch, Schußverletzung
Zehntner	ca. 40 Jahre, Regisseurin, Kinofan, Brustkrebs
Dreimann	ca. 40 Jahre, Opernsänger, aufmerksam, Neurodermitis
Neuner	ca. 40 Jahre, Schauspielerin, kurz angebunden, Schüttelfrost
Hütterer	ca. 50 Jahre, Waffenhändler, gleichgültig, Nierensteine
Hauser	ca. 50 Jahre, Artillerieingenieur, alleinstehend, Magenübersäuerung
Katner	ca. 50 Jahre, Fechtmeisterin, polizeilich gesucht, Rippenfellentzündung
Stoß	ca. 65 Jahre, Wirtin, geschwätzig, Senilität
Schlagmann	ca. 65 Jahre, Kellner, verliebt, Pankreaskrebs
Hieber	ca. 65 Jahre, Bufetier, verfressen, Sehnenscheidenentzündung

(Mindestens eine Stunde Pause!)

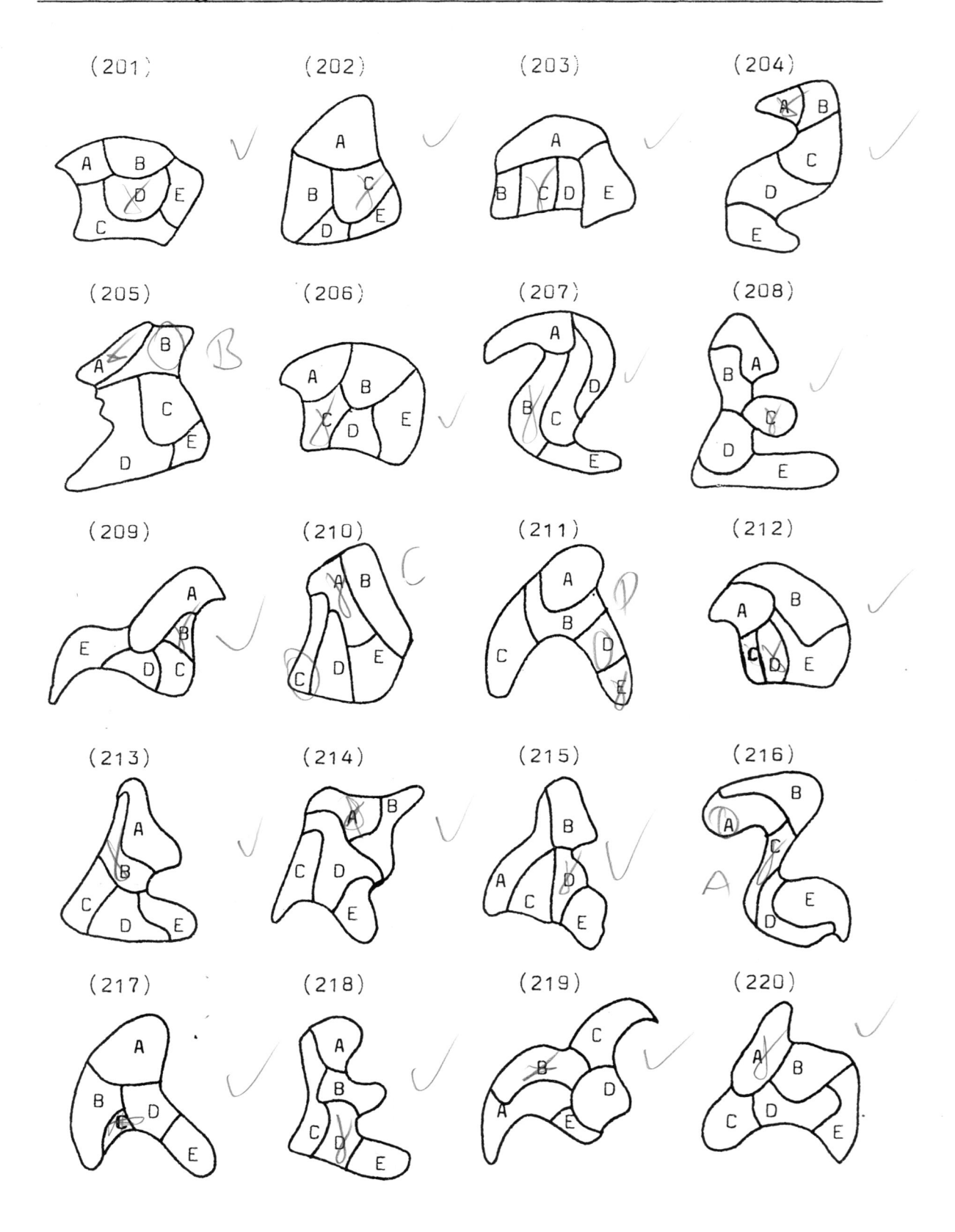

Figuren lernen Nr. 6 (Reproduktionsphase)
Beantwortungszeit: 5 Minuten

Fakten lernen Nr. 6 (Reproduktionsphase)
Beantwortungszeit: 7 Minuten

221) Der an Neurodermitis erkrankte Patient heißt …

(A) Caro
(B) Dreimann
(C) Corleone
(D) Schlagmann
(E) Neuner

222) Frau Neuner ist …

(A) Leichtgewichtsboxerin
(B) Schauspielerin
(C) Diebin
(D) Regisseurin
(E) Wirtin

223) Polizeilich gesucht wird …

(A) Frau Katner
(B) Frau Stoß
(C) Frau Zehntner
(D) Frau Herzer
(E) Frau Capone

224) Unter einem Schädeltrauma leidet …

(A) die kreative Patient
(B) die ledige Patientin
(C) der alleinstehende Patient
(D) der verliebte Patient
(E) die geschwätzige Patientin

225) Der alleinstehende Patient ist …

(A) ca. 20 Jahre alt
(B) ca. 30 Jahre alt
(C) ca. 40 Jahre alt
(D) ca. 50 Jahre alt
(E) ca. 65 Jahre alt

226) Der phlegmatische Patient leidet an …

(A) Magenübersäuerung
(B) Rippenfellentzündung
(C) Schädeltrauma
(D) Sehnenscheidenentzündung
(E) Rippenbruch

227) Der Waffenhändler heißt …

(A) Dreimann
(B) Camorra
(C) Hütterer
(D) Schlagmann
(E) Hauser

228) Der ca. 40jährige ist …

(A) kämpferisch
(B) phlegmatisch
(C) kreativ
(D) aufmerksam
(E) gleichgültig

229) Der Patient mit Sehnenscheidenentzündung ist …

(A) aufmerksam
(B) verfressen
(C) ehrlich
(D) frech
(E) verliebt

230) Die Diagnose für die Regisseurin lautet …

(A) Brustkrebs
(B) Grippe
(C) Rippenfellentzündung
(D) Schüttelfrost
(E) Warzen

231) Der Bufetier ist ...

(A) phlegmatisch
(B) kurz angebunden
(C) verliebt
(D) verfressen
(E) gleichgültig

232) Der Kinofan leidet an ...

(A) Neurodermitis
(B) Schüttelfrost
(C) Brustkrebs
(D) Schußverletzung
(E) Magenübersäuerung

233) Herr Caro ist von Beruf ...

(A) Hochspringer
(B) Artillerieingenieur
(C) Hochstapler
(D) Heiratsschwindler
(E) Opernsänger

234) Die ca. 50 Jahre alte Patientin heißt ...

(A) Hütterer
(B) Stoß
(C) Katner
(D) Neuner
(E) Corleone

235) Der Opernsänger ist ...

(A) ca. 20 Jahre alt
(B) ca. 30 Jahre alt
(C) ca. 40 Jahre alt
(D) ca. 50 Jahre alt
(E) ca. 65 Jahre alt

236) Der aufmerksame Patient ist ...

(A) ca. 20 Jahre alt
(B) ca. 30 Jahre alt
(C) ca. 40 Jahre alt
(D) ca. 50 Jahre alt
(E) ca. 65 Jahre alt

237) Unter Warzen leidet ...

(A) der Artillerieingenieur
(B) die Wirtin
(C) der Kellner
(D) der Hochstapler
(E) die Diebin

238) Die Leichtgewichtsboxerin ist ...

(A) aufmerksam
(B) frech
(C) ehrlich
(D) ledig
(E) verliebt

239) Die Diagnose für die kurz angebundene Patientin lautet ...

(A) Schüttelfrost
(B) Sehnenscheidenentzündung
(C) Schädeltrauma
(D) Schußverletzung
(E) Senilität

240) An Grippe erkrankt ist ...

(A) der Artillerieingenieur
(B) der Bufetier
(C) der Kellner
(D) die Sprinterin
(E) die Schauspielerin

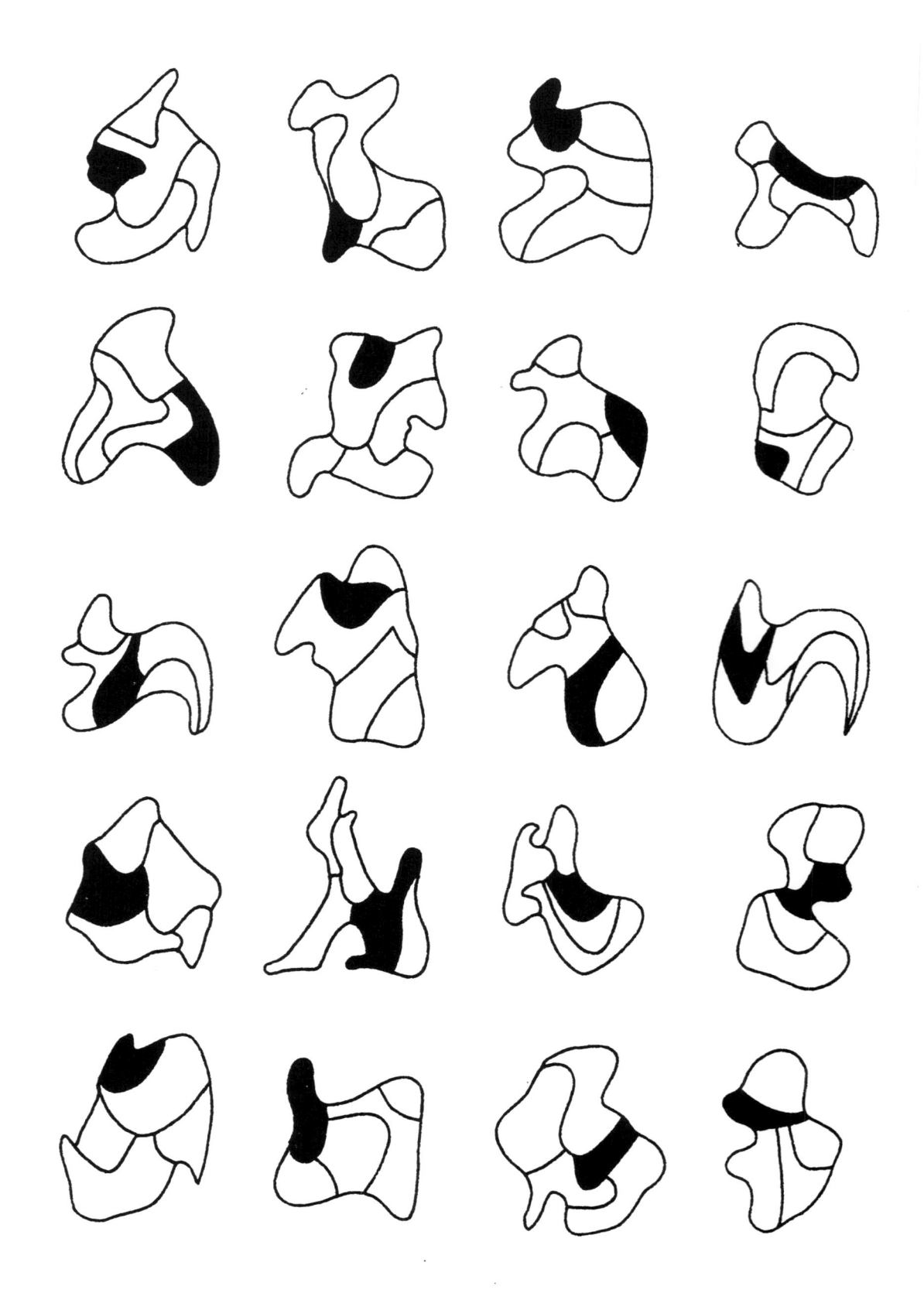

Figuren lernen Nr. 7 (Einprägephase) Lernzeit: 4 Minuten

Fakten lernen Nr. 7 (Einprägephase)   Lernzeit: 6 Minuten

Schäfer	ca. 20 Jahre, Arzthelferin, gesellig, Ohrensausen
Bauer	ca. 20 Jahre, Schwesternschülerin, frivol, Übelkeit
Landmann	ca. 20 Jahre, Sprechstundenhilfe, ausgelassen, Erkältung
Andersen	ca. 30 Jahre, Drogendealer, roh, Kehlkopfquetschung
Knutsen	ca. 30 Jahre, Fälscher, traditionsbewußt, Heuschnupfen
Eriksen	ca. 30 Jahre, Auftragskiller, erfolgreich, Halsschmerzen
Panzer	ca. 40 Jahre, Setzer, risikofreudig, Sonnenbrand
Harnisch	ca. 40 Jahre, Verlegerin, treu, Haarausfall
Helm	ca. 40 Jahre, Drucker, altruistisch, Schädelbasisbruch
Baum	ca. 55 Jahre, Dreherin, mißtrauisch, Hörsturz
Ast	ca. 55 Jahre, Schweißer, trinkfest, Gicht
Laub	ca. 55 Jahre, Kunstschmied, sparsam, grüner Star
Rother	ca. 65 Jahre, Fahrdienstleiter, reserviert, Athritis
Weiß	ca. 65 Jahre, Lokführerin, mitleidig, Nasenbeinbruch
Gröhner	ca. 65 Jahre, Bundesbahnbeamter, respektvoll, Tennisarm

(Mindestens eine Stunde Pause!)

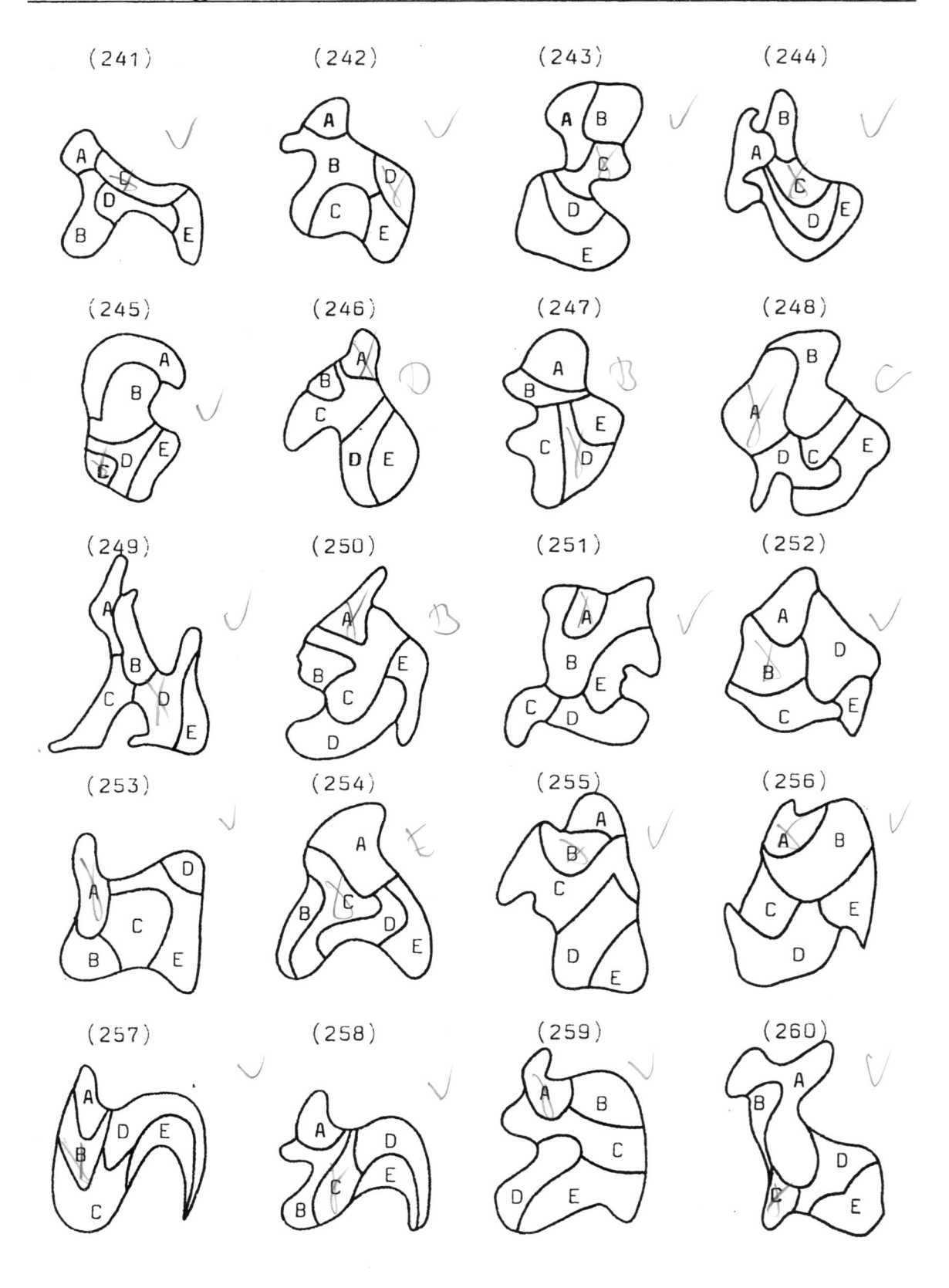

Figuren lernen Nr. 7 (Reproduktionsphase)
Beantwortungszeit: 5 Minuten

Fakten lernen Nr. 7 (Reproduktionsphase)
Beantwortungszeit: 7 Minuten

261) Sparsam ist der Patient mit ...

(A) Kehlkopfquetschung
(B) Nasenbeinbruch
(C) Gicht
(D) grünem Star
(E) Athritis

262) Die Verlegerin ist ...

(A) ca. 20 Jahre alt
(B) ca. 30 Jahre alt
(C) ca. 40 Jahre alt
(D) ca. 55 Jahre alt
(E) ca. 65 Jahre alt

263) An Heuschnupfen erkrankt ist Herr/Frau ...

(A) Knutsen
(B) Landmann
(C) Baum
(D) Gröhner
(E) Andersen

264) Der Fahrdienstleiter ist ...

(A) mitleidig
(B) altruistisch
(C) roh
(D) reserviert
(E) sparsam

265) Die ca. 40jährige heißt ...

(A) Panzer
(B) Baum
(C) Landmann
(D) Harnisch
(E) Weiß

266) Frau Weiß ist von Beruf ...

(A) Arzthelferin
(B) Verlegerin
(C) Dreherin
(D) Sprechstundenhilfe
(E) Lokführerin

267) Unter Haarausfall leidet ...

(A) die Lokführerin
(B) der Fälscher
(C) der Setzer
(D) die Verlegerin
(E) der Bundesbahnbeamte

268) Der erfolgreiche Patient ist von Beruf ...

(A) Setzer
(B) Auftragskiller
(C) Kunstschmied
(D) Fälscher
(E) Drucker

269) Unter einer Erkältung leidet ...

(A) die ausgelassene Patientin
(B) die treue Patientin
(C) der erfolgreiche Patient
(D) der respektvolle Patient
(E) die gesellige Patientin

270) Frau Bauer leidet an ...

(A) Nasenbeinbruch
(B) Übelkeit
(C) Tennisarm
(D) Sonnenbrand
(E) Ohrensausen

271) Der Fahrdienstleiter heißt ...

(A) Helm
(B) Rother
(C) Laub
(D) Eriksen
(E) Gröhner

272) Die ca. 40jährige ist ...

(A) frivol
(B) treu
(C) gesellig
(D) mißtrauisch
(E) mitleidig

273) Trinkfest ist ein ...

(A) ca. 20jähriger
(B) ca. 30jähriger
(C) ca. 40jähriger
(D) ca. 55jähriger
(E) ca. 65jähriger

274) Die Diagnose für den reservierten Patienten lautet ...

(A) Athritis
(B) Gicht
(C) Haarausfall
(D) Heuschnupfen
(E) Hörsturz

275) Frivol ist ...

(A) die Verlegerin
(B) die Arzthelferin
(C) die Lokführerin
(D) die Sprechstundenhilfe
(E) die Schwesternschülerin

276) Die Dreherin ist ...

(A) ca. 20 Jahre alt
(B) ca. 30 Jahre alt
(C) ca. 40 Jahre alt
(D) ca. 55 Jahre alt
(E) ca. 65 Jahre alt

277) Frau Baum leidet an ...

(A) Heuschnupfen
(B) Ohrensausen
(C) Hörsturz
(D) Halsschmerzen
(E) Gicht

278) Sonnenbrand hat ...

(A) die Lokführerin
(B) der Schweißer
(C) der Drucker
(D) die Arzthelferin
(E) der Setzer

279) An einem Schädelbasisbruch leidet Herr/Frau ...

(A) Helm
(B) Ast
(C) Rother
(D) Bauer
(E) Panzer

280) Der trinkfeste Patient ist ...

(A) Herr Gröhner
(B) Herr Laub
(C) Herr Eriksen
(D) Herr Ast
(E) Herr Rother

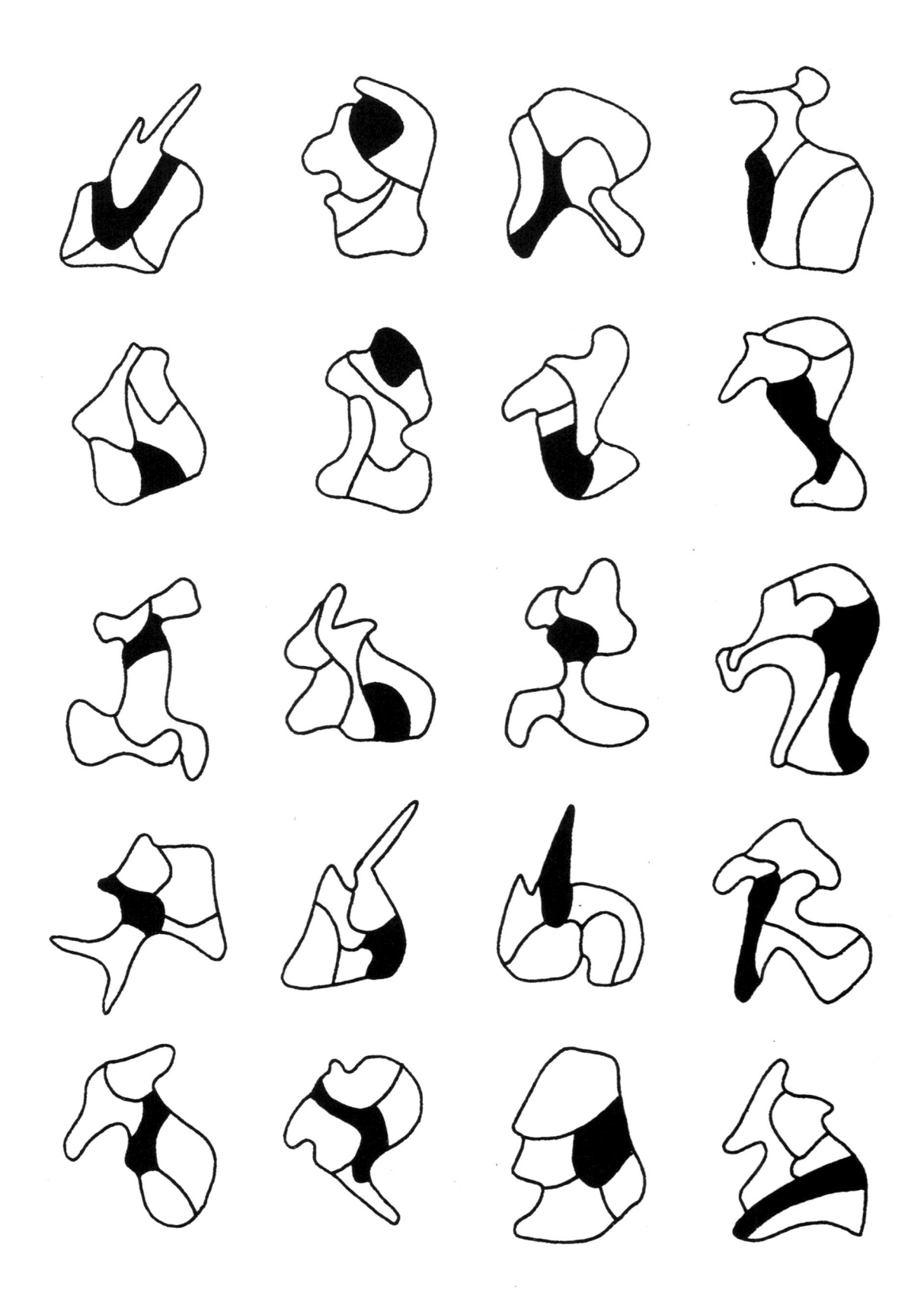

Figuren lernen Nr. 8 (Einprägephase)   Lernzeit: 4 Minuten

Fakten lernen Nr. 8 (Einprägephase)   Lernzeit: 6 Minuten

Schweißer	ca. 20 Jahre, Postbote, reiselustig, Bettnässen
Dreher	ca. 20 Jahre, Briefsortiererin, scheu, Sonnenstich
Gießer	ca. 20 Jahre, Fernmeldetechniker, schlafwandelt, Appetitlosigkeit
Feldmann	ca. 30 Jahre, Bauelektrikerin, leicht ablenkbar, Amnesie
Hauptmann	ca. 30 Jahre, Installateur, nachgiebig, Skorbut
Ehrmann	ca. 30 Jahre, Fliesenleger, leicht beeinflußbar, Muskelkoordinationsstörung
Korn	ca. 40 Jahre, Schriftstellerin, beeindruckend, Koma
Hafer	ca. 40 Jahre, Romancier, agil, Schock
Mays	ca. 40 Jahre, Dichterin, zurückhaltend, Atemnot
Nachen	ca. 50 Jahre, Fernsehansagerin, entgegenkommend, Neurose
Schalupp	ca. 50 Jahre, Showmaster, blasiert, Herzmuskelschwäche
Kutter	ca. 50 Jahre, Nachrichtensprecher, rasch aufgeregt, Kreislaufschwäche
Leber	ca. 65 Jahre, Bankkaufmann, langweilig, Arteriosklerose
Gall	ca. 65 Jahre, Bankier, dreimal verwitwet, Leukämie
Hertz	ca. 65 Jahre, Filialleiterin, hektisch, Nierenbeckenentzündung

(Mindestens eine Stunde Pause!)

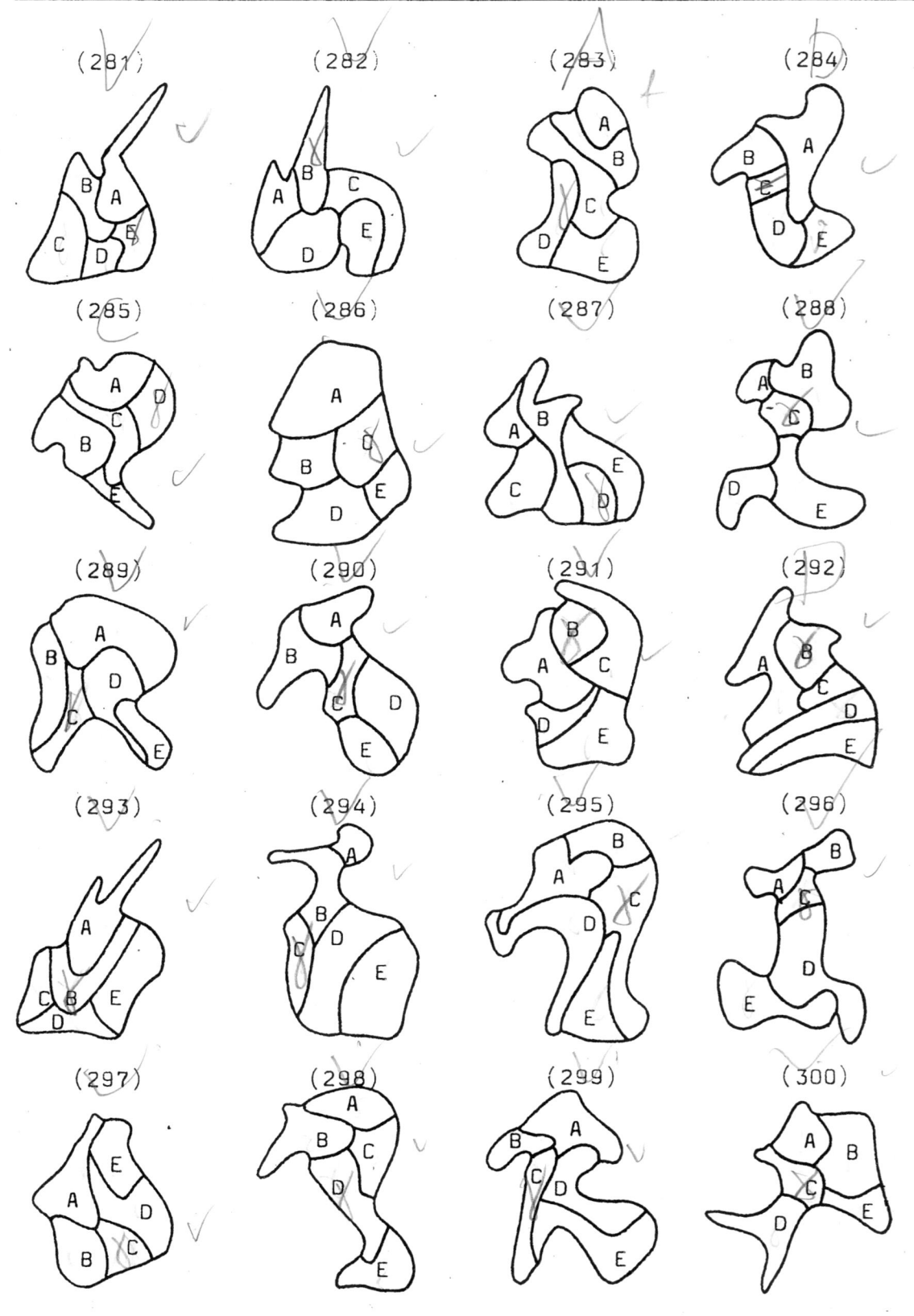

Figuren lernen Nr. 8 (Reproduktionsphase)
Beantwortungszeit: 5 Minuten

Fakten lernen Nr. 8 (Reproduktionsphase)
Beantwortungszeit: 7 Minuten

301) Herr Schweißer leidet an ...

(A) Bettnässen
(B) Appetitlosigkeit
(C) Atemnot
(D) Skorbut
(E) Amnesie

302) Die Diagnose für den leicht ablenkbaren Patienten lautet ...

(A) Muskelkoordinationsstörung
(B) Amnesie
(C) Neurose
(D) Leukämie
(E) Kreislaufschwäche

303) Die 50jährige arbeitet als ...

(A) Schriftstellerin
(B) Dichterin
(C) Fernsehansagerin
(D) Filialleiterin
(E) Bauelektrikerin

304) Herr Kutter ist von Beruf ...

(A) Installateur
(B) Nachrichtensprecher
(C) Postbote
(D) Bankier
(E) Bankkaufmann

305) An einer Muskelkoordinationsstörung erkrankt ist ...

(A) der nachgiebige Patient
(B) der leicht beeinflußbare Patient
(C) der dreimal verwitwete Patient
(D) der blasierte Patient
(E) der langweilige Patient

306) Der agile Patient leidet an ...

(A) Sonnenstich
(B) Muskelkoordinationsstörung
(C) Nierenbeckenentzündung
(D) Herzmuskelschwäche
(E) Schock

307) Der Fliesenleger ist der Patient mit ...

(A) Herzmuskelschwäche
(B) Nierenbeckenentzündung
(C) Kreislaufschwäche
(D) Arteriosklerose
(E) Muskelkoordinationsstörung

308) Der Installateur ist ...

(A) ca. 20 Jahre alt
(B) ca. 30 Jahre alt
(C) ca. 40 Jahre alt
(D) ca. 50 Jahre alt
(E) ca. 65 Jahre alt

309) Der Showmaster leidet an ...

(A) Kreislaufschwäche
(B) Leukämie
(C) Neurose
(D) Appetitlosigkeit
(E) Herzmuskelschwäche

310) Dreimal verwitwet ist der Patient mit ...

(A) Muskelkoordinationsstörung
(B) Leukämie
(C) Arteriosklerose
(D) Kreislaufschwäche
(E) Herzmuskelschwäche

311) Im Koma liegt Herr/Frau ...

(A) Korn
(B) Nachen
(C) Leber
(D) Hauptmann
(E) Mays

312) Entgegenkommend ist die Patientin mit ...

(A) Amnesie
(B) Atemnot
(C) Neurose
(D) Skorbut
(E) Sonnenstich

313) Unter Atemnot leidet ...

(A) der Romancier
(B) die Dichterin
(C) der Showmaster
(D) die Schriftstellerin
(E) der Fliesenleger

314) Der Romancier ist ...

(A) nachgiebig
(B) agil
(C) reiselustig
(D) blasiert
(E) langweilig

315) Der Bankier leidet an ...

(A) Herzmuskelschwäche
(B) Skorbut
(C) Leukämie
(D) Arteriosklerose
(E) Kreislaufschwäche

316) Frau Nachen ist ...

(A) ca. 20 Jahre alt
(B) ca. 30 Jahre alt
(C) ca. 40 Jahre alt
(D) ca. 50 Jahre alt
(E) ca. 65 Jahre alt

317) Der Bankkaufmann ist der Patient mit ...

(A) Sonnenstich
(B) Schock
(C) Kreislaufschwäche
(D) Arteriosklerose
(E) Appetitlosigkeit

318) Ca. 40 Jahre alt ist ...

(A) die Fernsehansagerin
(B) die Filialleiterin
(C) der Fernmeldetechniker
(D) der Installateur
(E) die Schriftstellerin

319) Die hektische Patientin heißt ...

(A) Nachen
(B) Gall
(C) Hertz
(D) Gießer
(E) Dreher

320) Frau Feldmann ist von Beruf ...

(A) Briefsortiererin
(B) Bauelektrikerin
(C) Fernsehansagerin
(D) Schriftstellerin
(E) Dichterin

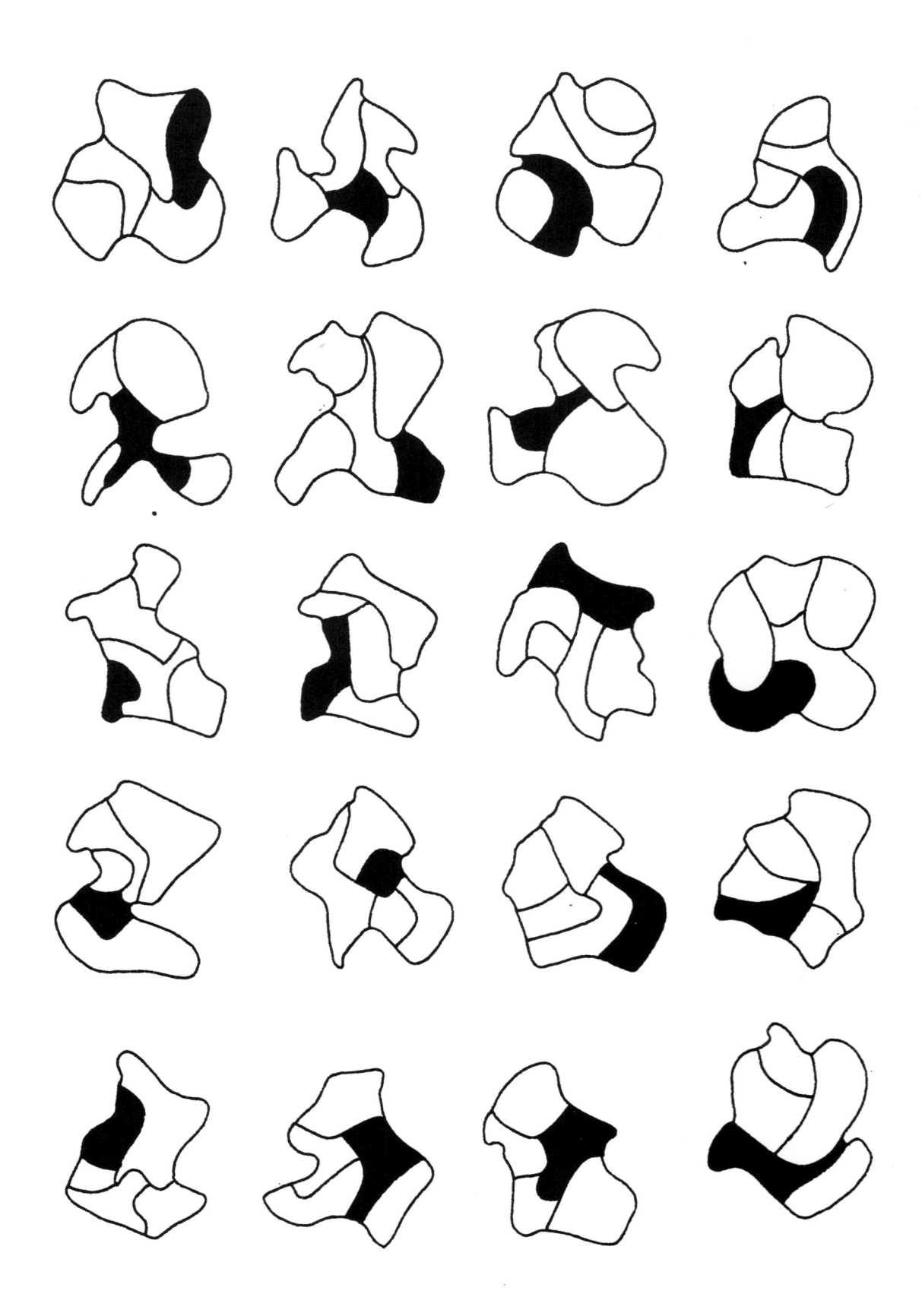

Figuren lernen Nr. 9 (Einprägephase) Lernzeit: 4 Minuten

Fakten lernen Nr. 9 (Einprägephase)   Lernzeit: 6 Minuten

David   ca. 20 Jahre, Sanitäter, schlafmützig, Tripper
Saul   ca. 20 Jahre, Hebamme, magersüchtig, Sehschwäche
Salomon   ca. 20 Jahre, Operationsschwester, verlobt, Mumps

Taucher   ca. 30 Jahre, Fernsehjournalist, kleinwüchsig, Durchfall
Bader   ca. 30 Jahre, Karikaturist, verspielt, Rippenfellentzündung
Schwimmer   ca. 30 Jahre, Reporter, chaotisch, Durchblutungsstörungen

Siederich   ca. 40 Jahre, Polizist, starker Raucher, Stichwunden
Hitzig   ca. 40 Jahre, Rettungsschwimmerin, konservativ, Darmkrebs
Warmmann   ca. 40 Jahre, Feuerwehrmann, kontaktfreudig, Schuppenflechte

Meiser   ca. 50 Jahre, Landrat, Rassist, Ohrenschmerzen
Raben   ca. 50 Jahre, Diplomat, mißgünstig, Alkoholismus
Sperling   ca. 50 Jahre, Regierungspräsident, haarlos, Melanom

Förster   ca. 60 Jahre, Manager, parteilos, Lungenödem
Fischer   ca. 60 Jahre, Fabrikantin, gütig, Brandwunden
Jäger   ca. 60 Jahre, Großindustrieller, gesundheitlich labil, Nierentransplantation

(Mindestens eine Stunde Pause!)

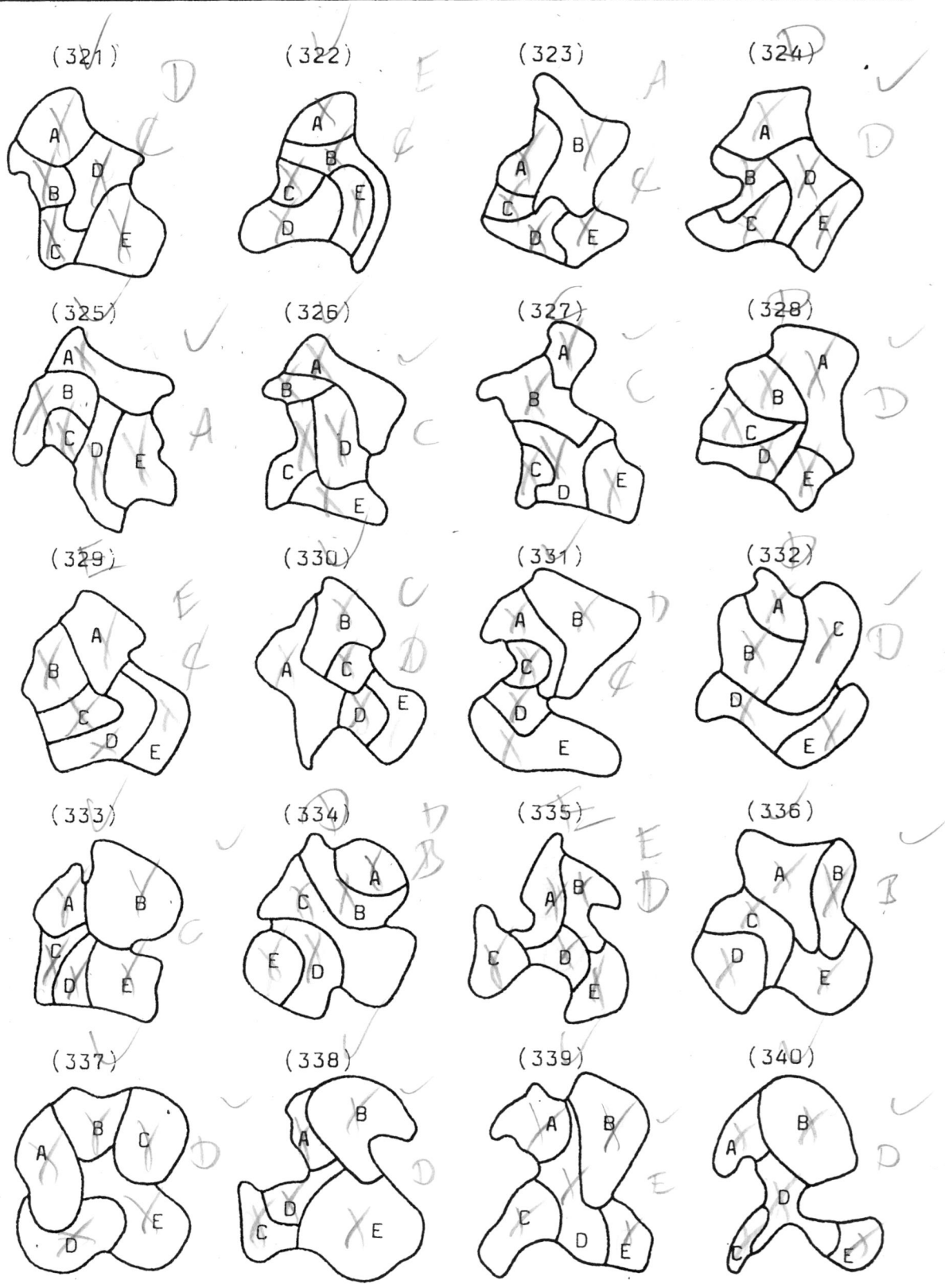

Figuren lernen Nr. 9 (Reproduktionsphase)
Beantwortungszeit: 5 Minuten

Fakten lernen Nr. 9 (Reproduktionsphase)
Beantwortungszeit: 7 Minuten

341) Herr Schwimmer ist ...

(A) ca. 20 Jahre alt
(B) ca. 30 Jahre alt
(C) ca. 40 Jahre alt
(D) ca. 50 Jahre alt
(E) ca. 60 Jahre alt

342) Verlobt hat sich ...

(A) Herr Schimmer
(B) Frau Salomon
(C) Herr Meiser
(D) Frau Saul
(E) Frau Fischer

343) Der Landrat ist ...

(A) kontaktfreudig
(B) parteilos
(C) konservativ
(D) ein Rassist
(E) mißgünstig

344) Haarlos ist der Patient mit ...

(A) Lungenödem
(B) Ohrenschmerzen
(C) Brandwunden
(D) Melanom
(E) Darmkrebs

345) Die Diagnose für die konservative Patientin lautet ...

(A) Darmkrebs
(B) Sehschwäche
(C) Durchfall
(D) Rippenfellentzündung
(E) Schuppenflechte

346) Der starke Raucher heißt ...

(A) Sperling
(B) Hitzig
(C) Salomon
(D) Schwimmer
(E) Siederich

347) Unter Schuppenflechte leidet ...

(A) der haarlose Patient
(B) der verspielte Patient
(C) der starke Raucher
(D) der Rassist
(E) der kontaktfreudige Patient

348) Der Regierungspräsident ist ...

(A) ein starker Raucher
(B) konservativ
(C) haarlos
(D) parteilos
(E) mißgünstig

349) Die ca. 40jährige heißt ...

(A) Fischer
(B) Warmmann
(C) Salomon
(D) Taucher
(E) Hitzig

350) Der kleinwüchsige Patient ist von Beruf ...

(A) Diplomat
(B) Sanitäter
(C) Fernsehjournalist
(D) Polizist
(E) Manager

351) Chaotisch ist der Patient mit ...

(A) Durchblutungsstörungen
(B) Stichwunden
(C) Tripper
(D) Durchfall
(E) Alkoholismus

352) Der Feuerwehrmann ist ...

(A) ca. 20 Jahre alt
(B) ca. 30 Jahre alt
(C) ca. 40 Jahre alt
(D) ca. 50 Jahre alt
(E) ca. 60 Jahre alt

353) Brandwunden erlitt Herr/Frau ...

(A) Fischer
(B) Schwimmer
(C) Förster
(D) Salomon
(E) Raben

354) Herr Sperling leidet an ...

(A) Rippenfellentzündung
(B) Sehschwäche
(C) Schuppenflechte
(D) Melanom
(E) Brandwunden

355) Schlafmützig ist ...

(A) der Reporter
(B) der Polizist
(C) der Sanitäter
(D) der Karikaturist
(E) der Großindustrielle

356) Die Diagnose für den Fernsehjournalisten lautet ...

(A) Darmkrebs
(B) Schuppenflechte
(C) Lungenödem
(D) Durchfall
(E) Mumps

357) Unter Darmkrebs leidet ...

(A) der Diplomat
(B) der Großindustrielle
(C) der Reporter
(D) der Polizist
(E) die Rettungsschwimmerin

358) Frau Fischer ist ...

(A) verspielt
(B) magersüchtig
(C) kleinwüchsig
(D) gesundheitlich labil
(E) gütig

359) Ca. 30 Jahre alt ist ...

(A) Frau Hitzig
(B) Herr Bader
(C) Frau David
(D) Herr Raben
(E) Herr Jäger

360) Durchblutungsstörungen hat ...

(A) Herr Schwimmer
(B) Herr Bader
(C) Frau David
(D) Herr Raben
(E) Frau Hitzig

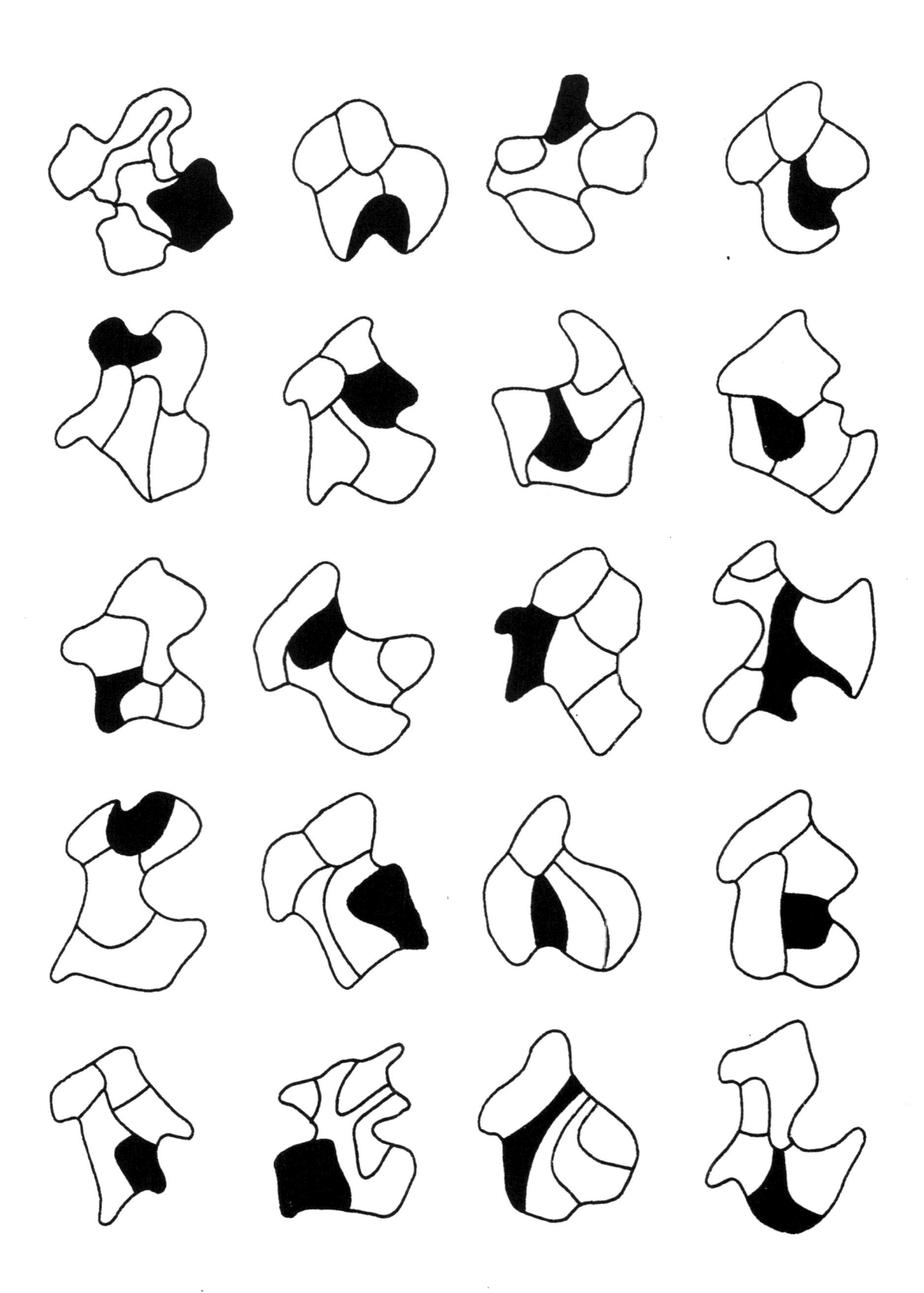

Figuren lernen Nr. 10 (Einprägephase)   **Lernzeit: 4 Minuten**

Fakten lernen Nr. 10 (Einprägephase) Lernzeit: 6 Minuten

Johannes	ca. 20 Jahre, Schneiderin, Wintersportlerin, Vergiftung
Lukas	ca. 20 Jahre, Hemdennäherin, niedlich, Schwindelanfälle
Markus	ca. 20 Jahre, Modedesigner, Blumenfreund, Insektenstiche
Hagel	ca. 30 Jahre, Klärwerksarbeiter, ungepflegt, Epilepsie
Reif	ca. 30 Jahre, Ökologe, diskussionsfreudig, Bronchitis
Schnee	ca. 30 Jahre, Wertstoffverwerter, praktisch veranlagt, Leistenbruch
Brüsselen	ca. 45 Jahre, Kostümbildnerin, kleinlich, Tetanus
Antwerpes	ca. 45 Jahre, Kulturdezernentin, witzig, Beinbruch
Brügge	ca. 45 Jahre, Theaterkritiker, wettfreudig, Schweißausbrüche
Hammel	ca. 55 Jahre, Schmuggler, schmierig, Entzugserscheinungen
Schaf	ca. 55 Jahre, Zöllnerin, kulturell interessiert, Schwächesyndrom
Lamm	ca. 55 Jahre, BGS-Kommissarin, verschlossen, Herzklappenfehler
Gärtner	ca. 65 Jahre, Konzernchef, systematisch, Verstopfung
Bluhm	ca. 65 Jahre, Aufsichtsratmitglied, prozeßfreudig, Schädelfraktur
Pflanzer	ca. 65 Jahre, Betriebsratsvorsitzende, streitsüchtig, Halswirbelstauchung

(Mindestens eine Stunde Pause!)

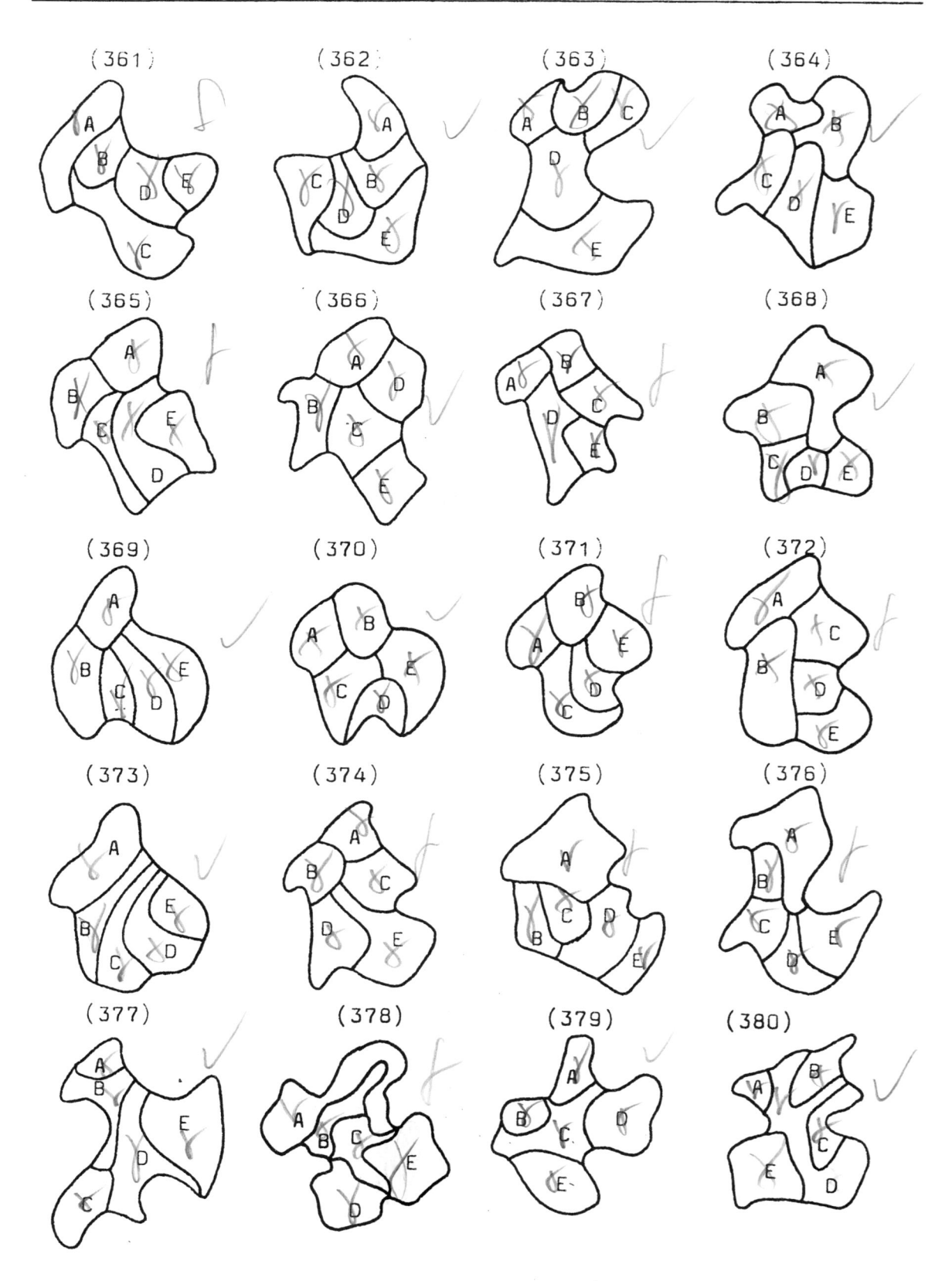

Figuren lernen Nr. 10 (Reproduktionsphase)
Beantwortungszeit: 5 Minuten

Fakten lernen Nr. 10 (Reproduktionsphase)
Beantwortungszeit: 7 Minuten

381) Der Modedesigner heißt ...

(A) Johannes
(B) Schnee
(C) Hammel
(D) Markus
(E) Antwerpes

382) Frau Schaf leidet an ...

(A) einem Schwächesyndrom
(B) Verstopfung
(C) einem Herzklappenfehler
(D) Schwindelanfällen
(E) einer Halswirbelstauchung

383) Die Patientin mit Halswirbelstauchung ist von Beruf ...

(A) BGS-Kommissarin
(B) Betriebsratsvorsitzende
(C) Zöllnerin
(D) Schneiderin
(E) Kostümbildnerin

384) Die ca. 65jährige hat ...

(A) eine Schädelfraktur
(B) einen Herzklappenfehler
(C) eine Brochitis
(D) eine Halswirbelstauchung
(E) ein Schwächesyndrom

385) Witzig ist Herr/Frau ...

(A) Hagel
(B) Antwerpes
(C) Gärtner
(D) Lamm
(E) Brüsselen

386) Der Theaterkritiker ist ...

(A) ca. 20 Jahre alt
(B) ca. 30 Jahre alt
(C) ca. 45 Jahre alt
(D) ca. 55 Jahre alt
(E) ca. 65 Jahre alt

387) Der Wertstoffverwerter ist ...

(A) verschlossen
(B) systematisch
(C) witzig
(D) kleinlich
(E) praktisch veranlagt

388) Der an Entzugserscheinungen leidende Patient ist ...

(A) ca. 20 Jahre alt
(B) ca. 30 Jahre alt
(C) ca. 45 Jahre alt
(D) ca. 55 Jahre alt
(E) ca. 65 Jahre alt

389) Kulturell interessiert ist ...

(A) die Schneiderin
(B) die Kostümbildnerin
(C) der Konzernchef
(D) die Zöllnerin
(E) der Ökologe

390) Herr Brügge ist von Beruf ...

(A) Wertstoffverwerter
(B) Ökologe
(C) Aufsichtratmitglied
(D) Schmuggler
(E) Theaterkritiker

391) Die Kulturdezernentin ist ...

(A) witzig
(B) kleinlich
(C) niedlich
(D) verschlossen
(E) systematisch

392) Die Diagnose für den ca. 45jährigen Patienten lautet ...

(A) Epilepsie
(B) Schweißausbrüche
(C) Vergiftung
(D) Beinbruch
(E) Schwächesyndrom

393) Einen Herzklappenfehler hat ...

(A) die Hemdennäherin
(B) die BGS-Kommissarin
(C) die Zöllnerin
(D) der Theaterkritiker
(E) der Klärwerksarbeiter

394) Unter Schweißausbrüchen leidet Herr/Frau ...

(A) Brügge
(B) Gärtner
(C) Schnee
(D) Hammel
(E) Brüsselen

395) Der ca. 55jährige heißt ...

(A) Gärtner
(B) Hammel
(C) Bluhm
(D) Schaf
(E) Hagel

396) Die verschlossene Patientin heißt ...

(A) Schaf
(B) Hagel
(C) Lamm
(D) Lukas
(E) Pflanzer

397) Der prozeßfreudige Patient ist von Beruf ...

(A) Aufsichtsratmitglied
(B) Schmuggler
(C) Theaterkritiker
(D) Konzernchef
(E) Ökologe

398) An Bronchitis erkrankt ist ...

(A) der Wertstoffverwerter
(B) der Klärwerksarbeiter
(C) der Ökologe
(D) die Zöllnerin
(E) die Hemdennäherin

399) Der diskussionsfreudige Patient heißt ...

(A) Johannes
(B) Reif
(C) Antwerpes
(D) Lamm
(E) Hagel

400) An Verstopfung leidet ...

(A) der Blumenfreund
(B) die niedliche Patientin
(C) die Wintersportlerin
(D) der systematische Patient
(E) die streitsüchtige Patientin

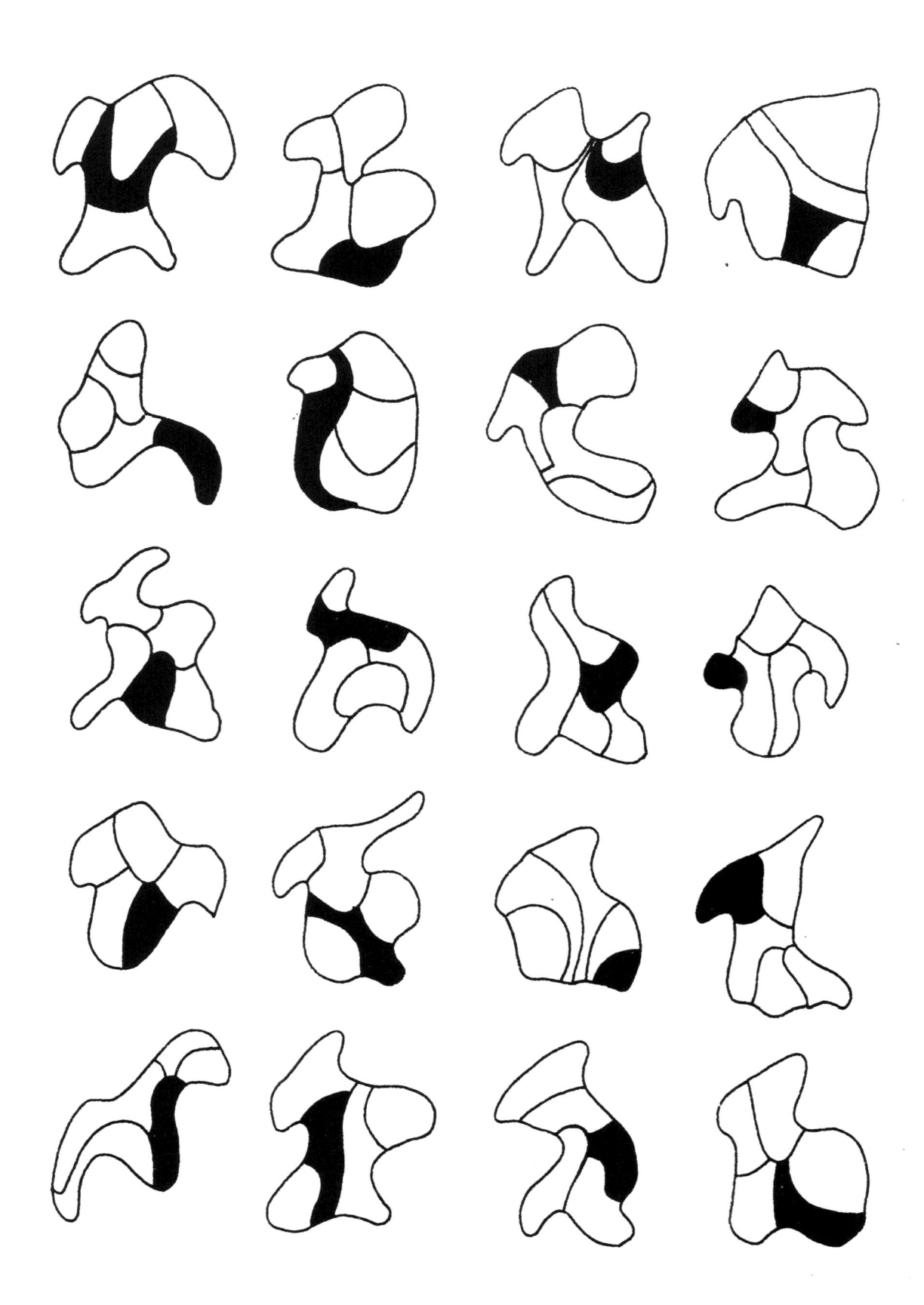

Figuren lernen Nr. 11 (Einprägephase)   **Lernzeit: 4 Minuten**

Fakten lernen Nr. 11 (Einprägephase)   Lernzeit: 6 Minuten

Böll	ca. 20 Jahre, Lehrmädchen, gewandt, Verstauchung
Grass	ca. 20 Jahre, Zivildienstleistender, gewitzt, Dermatitis
Brecht	ca. 20 Jahre, Azubi, gewalttätig, Schädeltrauma
Schubert	ca. 30 Jahre, Deponiearbeiterin, stürmisch, Gehirntumor
Mozart	ca. 30 Jahre, Lumpensammler, im Krankenhaus, Sehstörungen
Schuhmann	ca. 30 Jahre, Müllmann, schüchtern, Minderwertigkeitskomplexe
Kasper	ca. 40 Jahre, Architektin, gönnerhaft, Gelbsucht
Narrisch	ca. 40 Jahre, Polier, anstellungslos, Ödipuskomplex
Joker	ca. 40 Jahre, Bauhandwerkerin, kinderlieb, Mandelvereiterung
Viola	ca. 50 Jahre, Totengräber, kumpelhaft, Hämorrhoiden
Bratsch	ca. 50 Jahre, Krematoriumsangestellte, zur Kur, Blutdruckschwankungen
Geiger	ca. 50 Jahre, Leichenbeschauerin, kriminell, Eileiterentzündung
Busch	ca. 60 Jahre, Humanmediziner, kauzig, Lungenkrebs
Strauch	ca. 60 Jahre, Pharmakologin, eitel, Verbrennungen
Gras	ca. 60 Jahre, Veterinär, Partylöwe, Lebertransplantation

(Mindestens eine Stunde Pause!)

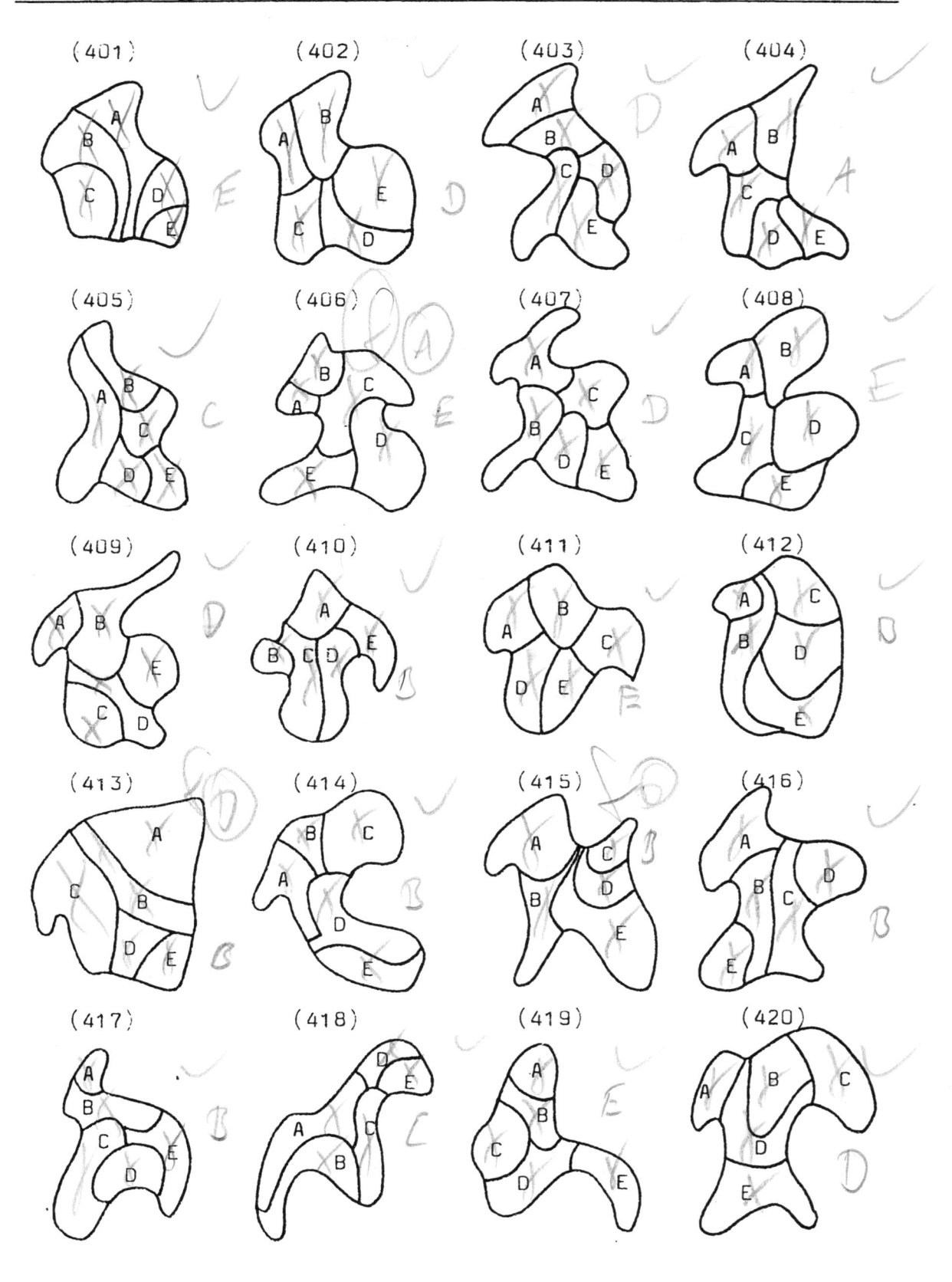

Figuren lernen Nr. 11 (Reproduktionsphase)
Beantwortungszeit: 5 Minuten

Fakten lernen Nr. 11 (Reproduktionsphase)
Beantwortungszeit: 7 Minuten

421) Frau Böll ist ...

(A) ca. 20 Jahre alt
(B) ca. 30 Jahre alt
(C) ca. 40 Jahre alt
(D) ca. 50 Jahre alt
(E) ca. 60 Jahre alt

422) Die Architektin ist ...

(A) schüchtern
(B) stürmisch
(C) gewitzt
(D) gönnerhaft
(E) zur Kur

423) Die Bauhandwerkerin leidet an ...

(A) Dermatitis
(B) Sehstörungen
(C) Mandelvereiterung
(D) Minderwertigkeitskomplexen
(E) Gelbsucht

424) An Gelbsucht erkrankt ist Herr/Frau ...

(A) Joker
(B) Geiger
(C) Schubert
(D) Kasper
(E) Strauch

425) Der Veterinär ist ...

(A) gönnerhaft
(B) ein Parytlöwe
(C) anstellungslos
(D) eitel
(E) zur Kur

426) Herr Schuhmann arbeitet als ...

(A) Humanmediziner
(B) Totengräber
(C) Lumpensammler
(D) Zivildienstleistender
(E) Müllmann

427) Der Totengräber heißt ...

(A) Bratsch
(B) Gras
(C) Grass
(D) Viola
(E) Narrisch

428) Die Diagnose für die kriminelle Patientin lautet ...

(A) Bludruckschwankungen
(B) Gehirntumor
(C) Eileiterentzündung
(D) Verstauchung
(E) Verbrennungen

429) Im Krankenhaus ist der Patient mit ...

(A) Gehirntumor
(B) Lungenkrebs
(C) Mandelvereiterung
(D) Dermatitis
(E) Sehstörungen

430) Herr Viola ist ...

(A) ca. 20 Jahre alt
(B) ca. 30 Jahre alt
(C) ca. 40 Jahre alt
(D) ca. 50 Jahre alt
(E) ca. 60 Jahre alt

431) Herr Kasper leidet an ...

(A) einem Ödipuskomplex
(B) einer Verstauchung
(C) Minderwertigkeitskomplexen
(D) Gelbsucht
(E) Hämorrhoiden

432) Unter Dermatitis leidet ...

(A) der kumpelhafte Patient
(B) der gewalttätige Patient
(C) der gewitzte Patient
(D) die eitle Patientin
(E) die kinderliebe Patientin

433) Herr Narrisch ist ...

(A) ca. 20 Jahre alt
(B) ca. 30 Jahre alt
(C) ca. 40 Jahre alt
(D) ca. 50 Jahre alt
(E) ca. 60 Jahre alt

434) Die Diagnose für die Leichenbeschauerin lautet ...

(A) Blutdruckschwankungen
(B) Eileiterentzündung
(C) Hämorhoiden
(D) Mandelvereiterung
(E) Gelbsucht

435) Der Patient mit Hämorrhoiden ist ...

(A) schüchtern
(B) kauzig
(C) gewandt
(D) gönnerhaft
(E) kumpelhaft

436) Der Partylöwe heißt ...

(A) Geiger
(B) Gras
(C) Brecht
(D) Busch
(E) Grass

437) Ca. 30 Jahre alt ist ...

(A) die Architektin
(B) der Totengräber
(C) das Lehrmädchen
(D) der Polier
(E) der Lumpensammler

438) Der Humanmediziner hat ...

(A) eine Mandelvereiterung
(B) Dermatitis
(C) Sehstörungen
(D) Lungenkrebs
(E) Verbrennungen

439) Unter einer Eileiterentzündung leidet ...

(A) Frau Böll
(B) Frau Geiger
(C) Frau Bratsch
(D) Frau Strauch
(E) Frau Schubert

440) Die Deponiearbeiterin hört auf den Namen ...

(A) Schubert
(B) Böll
(C) Kasper
(D) Joker
(E) Bratsch

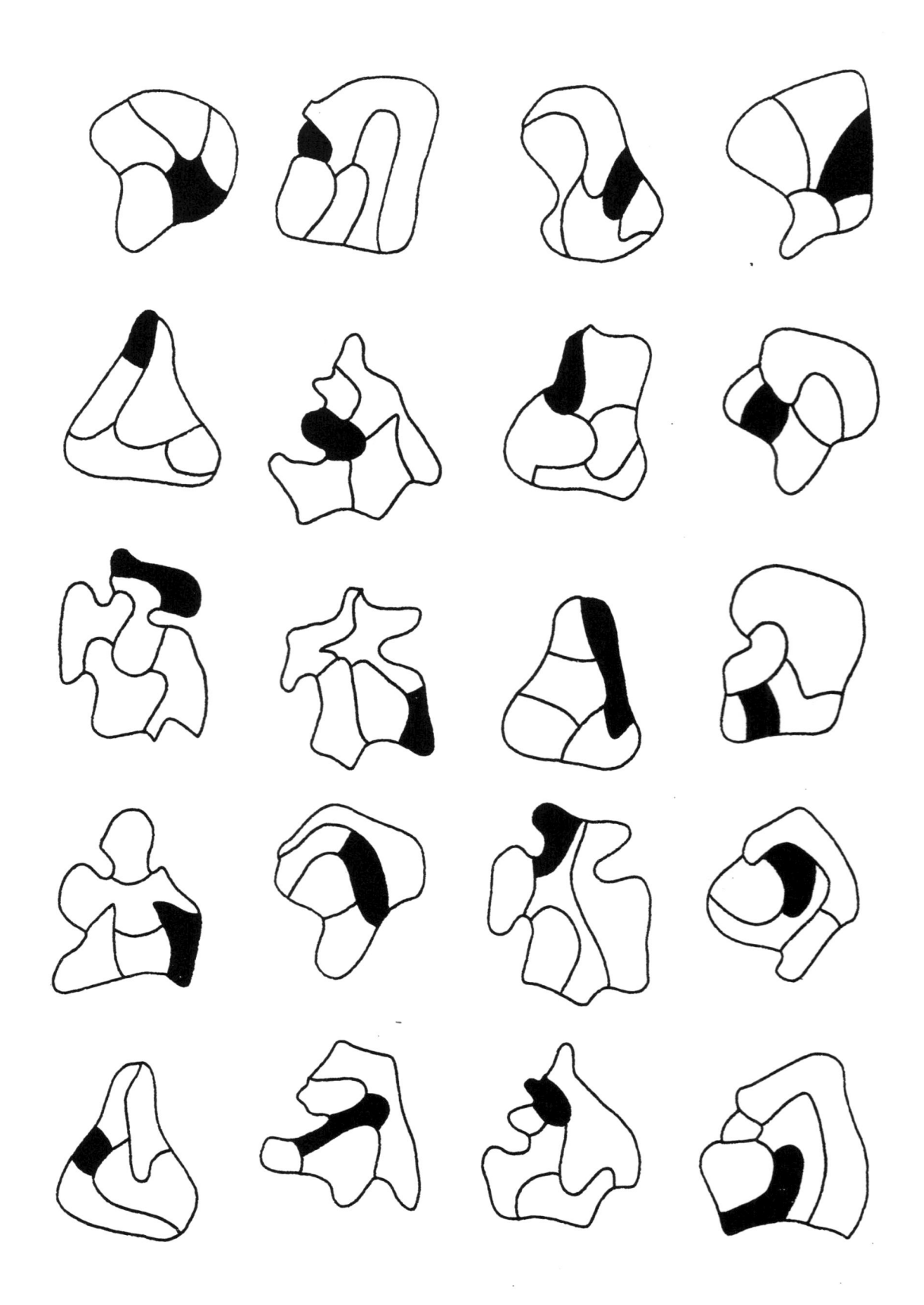

Figuren lernen Nr. 12 (Einprägephase)   Lernzeit: 4 Minuten

Fakten lernen Nr. 12 (Einprägephase) Lernzeit: 6 Minuten

Bauer	ca. 25 Jahre, Dompteur, untätig, Paradontose
Springer	ca. 25 Jahre, Akrobat, gutaussehend, Karies
Läufer	ca. 25 Jahre, Seiltänzerin, unmusikalisch, Schulterdurchschuß
Prager	ca. 35 Jahre, Gynäkologe, nervös, Plattfüße
Mainzer	ca. 35 Jahre, Altenpfleger, Nichtschwimmer, Kleptomanie
Essen	ca. 35 Jahre, Säuglingsschwester, vertrauensselig, Weisheitszähne
Starck	ca. 45 Jahre, Bordfunker, weltmännisch, Nesselfieber
Pauer	ca. 45 Jahre, Verkehrspilot, zukunftsängstlich, Cholera
Krafft	ca. 45 Jahre, Radartechnikerin, weitsichtig, Nasenschleimhautentzündung
Papieren	ca. 55 Jahre, Kfz-Monteur, rastlos, Schlüsselbeinbruch
Karton	ca. 55 Jahre, Autolackierer, auf Weltreise, Seekrankheit
Pappe	ca. 55 Jahre, Karosseriebauer, umsichtig, Magengeschwür
Frühling	ca. 65 Jahre, Konteradmiral, im Ruhestand, Polypen
Winter	ca. 65 Jahre, Werftarbeiter, Wendehals, Kreislaufkollaps
Sommer	ca. 65 Jahre, Kapitän, kämpferisch, Nasenbluten

(Mindestens eine Stunde Pause!)

Figuren lernen Nr. 12 (Reproduktionsphase)
Beantwortungszeit: 5 Minuten

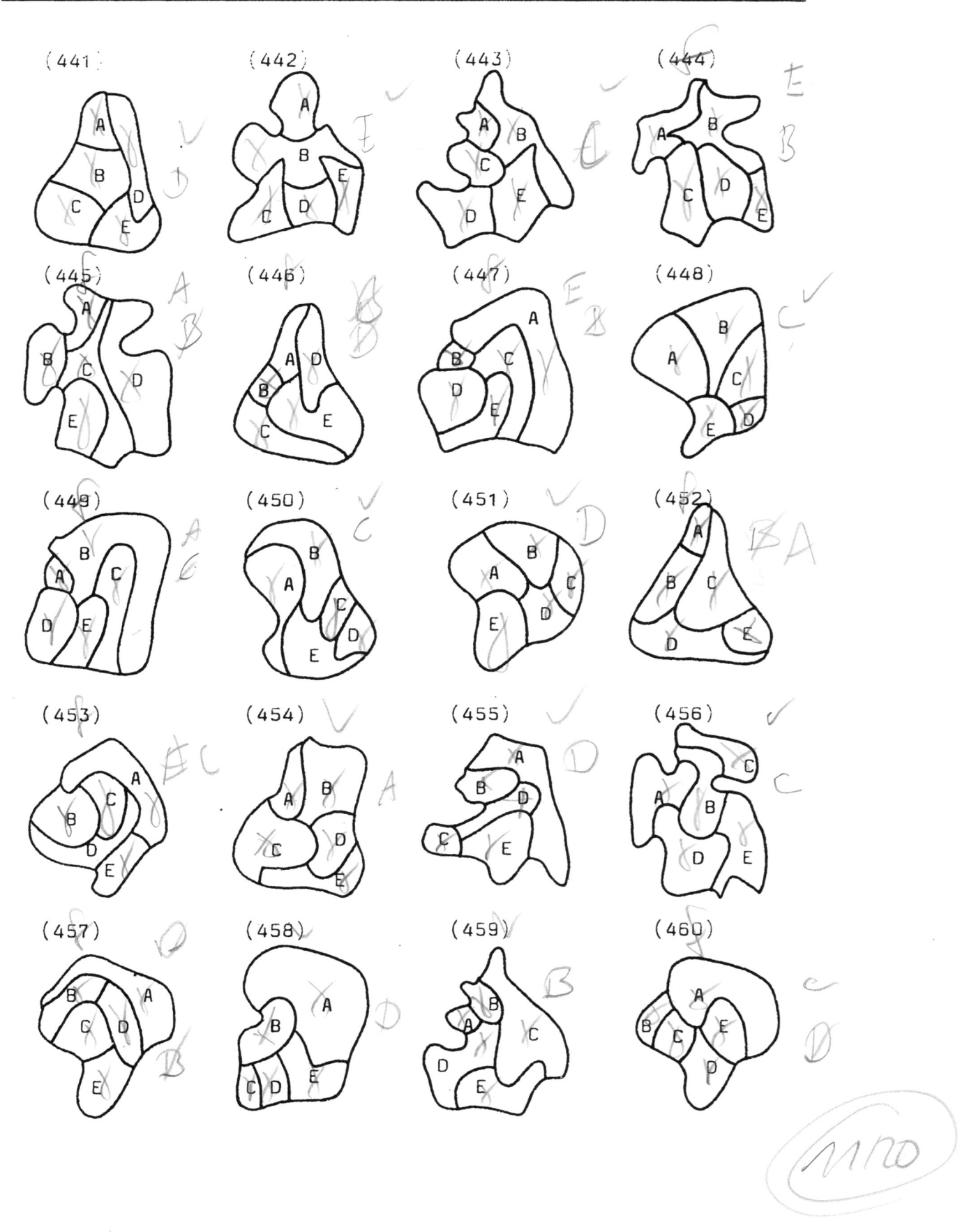

Fakten lernen Nr. 12 (Reproduktionsphase)
Beantwortungszeit: 7 Minuten

461) Herr Bauer ist ...

(A) untätig
(B) gutaussehend
(C) Nichtschwimmer
(D) auf Weltreise
(E) rastlos

462) Der Gynäkologe leidet an ...

(A) Kleptomanie
(B) Cholera
(C) Plattfüßen
(D) einem Magengeschwür
(E) Seekrankheit

463) Der nervöse Patient heißt ...

(A) Winter
(B) Prager
(C) Läufer
(D) Karton
(E) Pauer

464) Der Autolackierer ist ...

(A) ca. 25 Jahre alt
(B) ca. 35 Jahre alt
(C) ca. 45 Jahre alt
(D) ca. 55 Jahre alt
(E) ca. 65 Jahre alt

465) Der Akrobat ist ...

(A) gutaussehend
(B) unmusikalisch
(C) weitsichtig
(D) rastlos
(E) nervös

466) Der Kfz-Monteur heißt ...

(A) Papieren
(B) Prager
(C) Pauer
(D) Pappe
(E) Sommer

467) Die vertrauensselige Patientin heißt ...

(A) Mainzer
(B) Starck
(C) Essen
(D) Frühling
(E) Krafft

468) Der Konteradmiral ist ...

(A) auf Weltreise
(B) Nichtschwimmer
(C) ein Wendehals
(D) im Ruhestand
(E) kämpferisch

469) Herr Sommer arbeitet als ...

(A) Bordfunker
(B) Werftarbeiter
(C) Gynäkologe
(D) Kapitän
(E) Konteradmiral

470) Unter Weisheitszähnen leidet ...

(A) eine 25jährige Patientin
(B) eine 35jährige Patientin
(C) eine 45jährige Patientin
(D) ein 55jähriger Patient
(E) ein 65jähriger Patient

471) Die Radartechnikerin ist ...

(A) vertrauensselig
(B) zukunftsängstlich
(C) weitsichtig
(D) umsichtig
(E) nervös

472) Die Diagnose für den Bordfunker lautet ...

(A) Cholera
(B) Nesselfieber
(C) Schlüsselbeinbruch
(D) Weisheitszähne
(E) Magengeschwür

473) Herr Springer ist von Beruf ...

(A) Dompteur
(B) Verkehrspilot
(C) Altenpfleger
(D) Akrobat
(E) Karosseriebauer

474) Der Karosseriebauer ist ...

(A) ca. 25 Jahre alt
(B) ca. 35 Jahre alt
(C) ca. 45 Jahre alt
(D) ca. 55 Jahre alt
(E) ca. 65 Jahre alt

475) Die an Nasenschleimhautentzündung Erkrankte ist ...

(A) auf Weltreise
(B) vertrauensselig
(C) nervös
(D) weitsichtig
(E) gutaussehend

476) Ca. 35 Jahre alt ist ...

(A) der umsichtige Patient
(B) die weitsichtige Patientin
(C) der nervöse Patient
(D) der gutaussehende Patient
(E) die unmusikalische Patientin

477) Unter Kleptomanie leidet Herr/Frau ...

(A) Karton
(B) Krafft
(C) Springer
(D) Essen
(E) Mainzer

478) Zukunftsängstlich ist ...

(A) der Dompteur
(B) die Seiltänzerin
(C) der Verkehrspilot
(D) der Kfz-Monteur
(E) der Werftarbeiter

479) Nichtschwimmer ist Herr/Frau ...

(A) Krafft
(B) Springer
(C) Mainzer
(D) Pappe
(E) Prager

480) Die Diagnose für die Seiltänzerin lautet ...

(A) Paradontose
(B) Weisheitszähne
(C) Schulterdurchschuß
(D) Schlüsselbeinbruch
(E) Nasenbluten

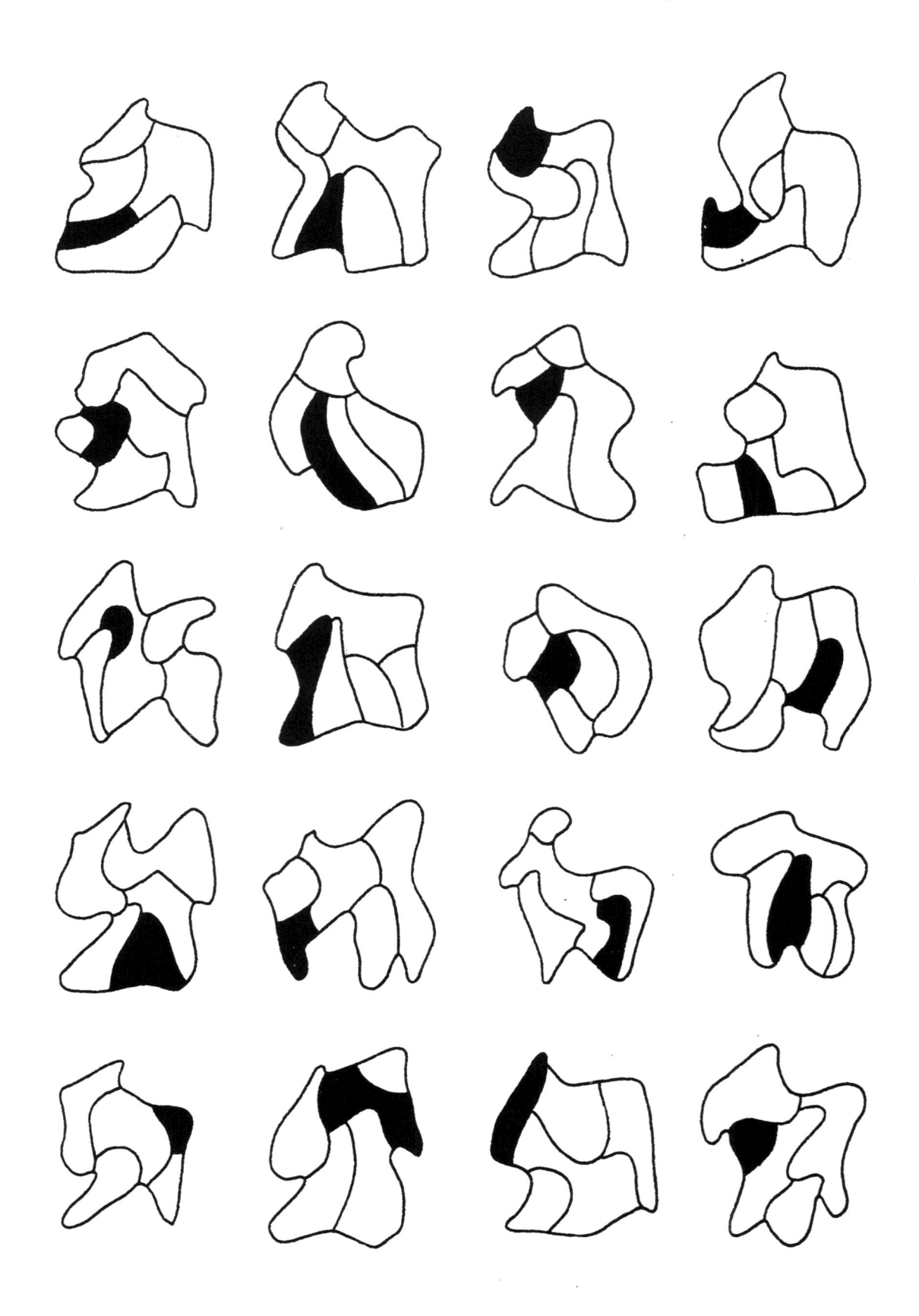

Figuren lernen Nr. 13 (Einprägephase)   **Lernzeit: 4 Minuten**

Fakten lernen Nr. 13 (Einprägephase) — Lernzeit: 6 Minuten

Schauer	ca. 25 Jahre, Kunstschnitzerin, extravagant, Hysterie
Regen	ca. 25 Jahre, Kunststudentin, verwöhnt, Sportunfall
Nebel	ca. 25 Jahre, Goldschmiedegeselle, arbeitsscheu, Taucherkrankheit
Linssen	ca. 35 Jahre, Tankwart, Wassermann, Säureverätzung
Bohnes	ca. 35 Jahre, Kfz-Elektrikerin, abgespannt, Selbstmordversuch
Erps	ca. 35 Jahre, Automechaniker, im Lungensanatorium, Keuchhusten
Stahleck	ca. 45 Jahre, Romanistin, Esoterikerin, Wechselfieber
Raiffeisen	ca. 45 Jahre, Germanistikprofessor, Skorpion, Blasenkrebs
Blech	ca. 45 Jahre, Sinologe, Fachidiot, Lymphdrüsenschwellung
Weniger	ca. 55 Jahre, Wirtschaftsprüfer, Pflegefall, Säuferleber
Plus	ca. 55 Jahre, Bankprüfer, streitsüchtig, Kehlkopfentzündung
Mal	ca. 55 Jahre, Revisor, entscheidungsfreudig, Papierstauballergie
Höher	ca. 65 Jahre, Alpinistin, viermal verwitwet, Zahnwurzelvereiterung
Weiter	ca. 65 Jahre, Bergbahnschaffner, Zwilling, Bandscheibenschaden
Schneller	ca. 65 Jahre, Bergführer, Lottogewinner, Harnröhrenverengung

(Mindestens eine Stunde Pause!)

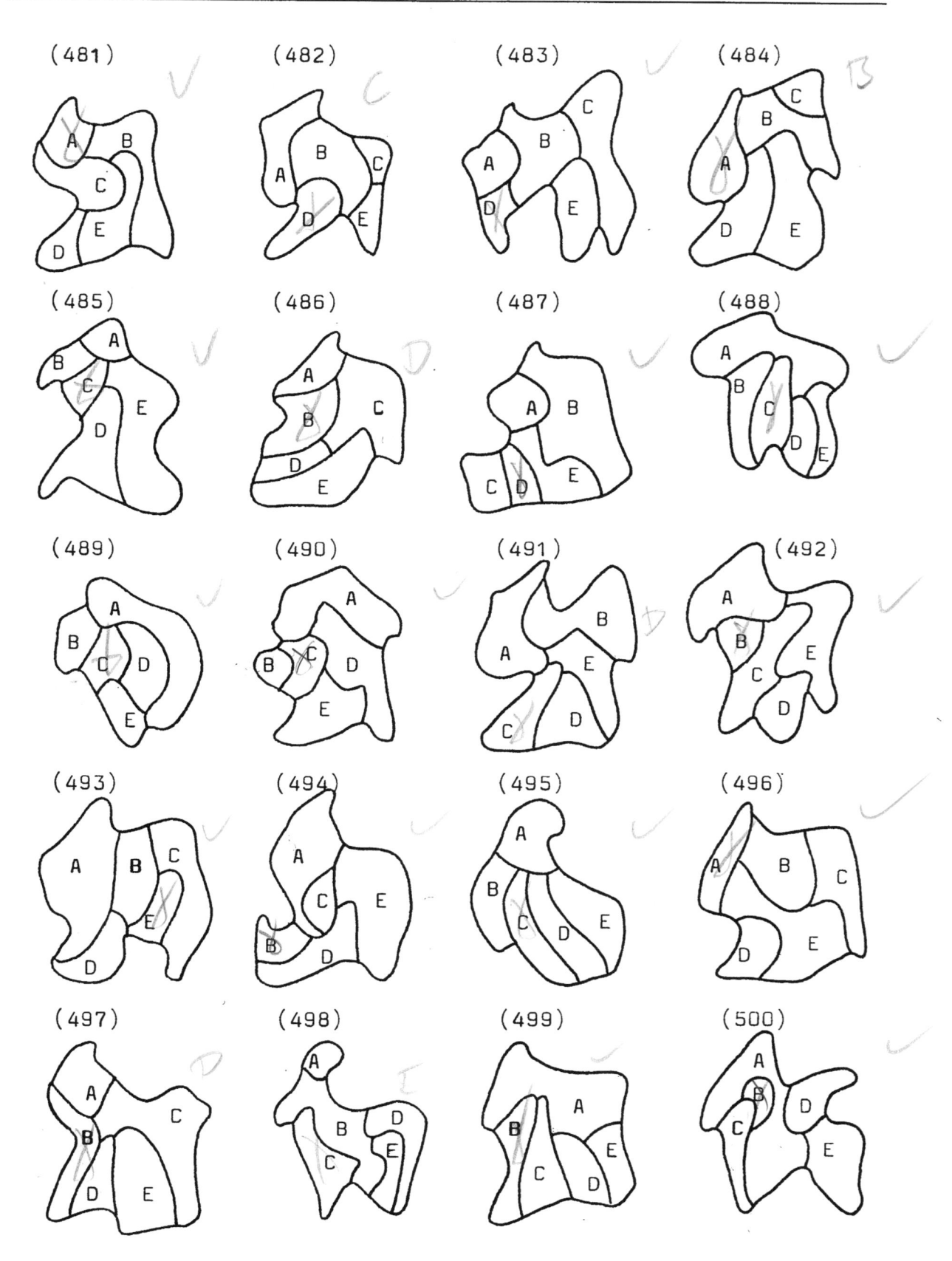

Figuren lernen Nr. 13 (Reproduktionsphase)
Beantwortungszeit: 5 Minuten

Fakten lernen Nr. 13 (Reproduktionsphase)
Beantwortungszeit: 7 Minuten

501) Herr Linssen ist ...

(A) verwöhnt
(B) Wassermann
(C) Skorpion
(D) ein Pflegefall
(E) Zwilling

502) Die Kfz-Elektrikerin heißt ...

(A) Bohnes
(B) Schauer
(C) Weniger
(D) Schneller
(E) Stahleck

503) Ca. 35 Jahre alt ist ...

(A) der Revisor
(B) die Romanistin
(C) der Automechaniker
(D) die Kunstschnitzerin
(E) der Germanistikprofessor

504) Lottogewinner ist der Patient mit ...

(A) Blasenkrebs
(B) Zahnwurzelvereiterung
(C) Harnröhrenverengung
(D) Lymphdrüsenschwellung
(E) Bandscheibenschaden

505) Unter Blasenkrebs leidet ...

(A) der Tankwart
(B) der Bergbahnschaffner
(C) der Goldschmiedegeselle
(D) der Germanistikprofessor
(E) der Bankprüfer

506) Die ca. 65jährige leidet an ...

(A) Keuchhusten
(B) Taucherkrankheit
(C) Zahnwurzelvereiterung
(D) Kehlkopfentzündung
(E) Bandscheibenschaden

507) Der Wirtschaftsprüfer ist ...

(A) ca. 25 Jahre alt
(B) ca. 35 Jahre alt
(C) ca. 45 Jahre alt
(D) ca. 55 Jahre alt
(E) ca. 65 Jahre alt

508) Viermal verwitwet ist ...

(A) die Kunstschnitzerin
(B) die Romanistin
(C) die Kfz-Elektrikerin
(D) die Kunststudentin
(E) die Alpinistin

509) Der entscheidungsfreudige Patient leidet an ...

(A) Wechselfieber
(B) Papierstauballergie
(C) Kehlkopfentzündung
(D) Keuchhusten
(E) einem Sportunfall

510) Herr Raiffeisen ist von Beruf ...

(A) Automechaniker
(B) Germanistikprofessor
(C) Amtman
(D) Bergführer
(E) Tankwart

511) Unter einer Lymphdrüsenschwellung leidet Herr/Frau ...

(A) Nebel
(B) Blech
(C) Erps
(D) Höher
(E) Mal

512) Der Pflegefall ist ...

(A) ca. 25 Jahre alt
(B) ca. 35 Jahre alt
(C) ca. 45 Jahre alt
(D) ca. 55 Jahre alt
(E) ca. 65 Jahre alt

513) Der Sinologe ist ...

(A) im Lungensanatorium
(B) ein Zwilling
(C) streitsüchtig
(D) ein Fachidiot
(E) abgespannt

514) Unter Harnröhrenverengung leidet ein ...

(A) ca. 25jähriger Patient
(B) ca. 35jähriger Patient
(C) ca. 45jähriger Patient
(D) ca. 55jähriger Patient
(E) ca. 65jähriger Patient

515) Die Alpinistin heißt ...

(A) Weniger
(B) Höher
(C) Linssen
(D) Schauer
(E) Weiter

516) Der Patient mit der Papierstauballergie heißt ...

(A) Regen
(B) Stahleck
(C) Weiter
(D) Plus
(E) Mal

517) Unter Wechselfieber leidet ...

(A) die Esoterikerin
(B) der Lottogewinner
(C) der Wassermann
(D) die extravagante Patientin
(E) der entscheidungsfreudige Patient

518) Die Esoterikerin heißt ...

(A) Raiffeisen
(B) Bohnes
(C) Höher
(D) Erps
(E) Stahleck

519) Die Patientin mit Zahnwurzelvereiterung ist ...

(A) arbeitsscheu
(B) ein Wassermann
(C) viermal verwitwet
(D) Esoterikerin
(E) im Lungensanatorium

520) Der Bergführer hat ...

(A) eine Säureverätzung
(B) eine Säuferleber
(C) Keuchhusten
(D) einen Bandscheibenschaden
(E) eine Harnröhrenverengung

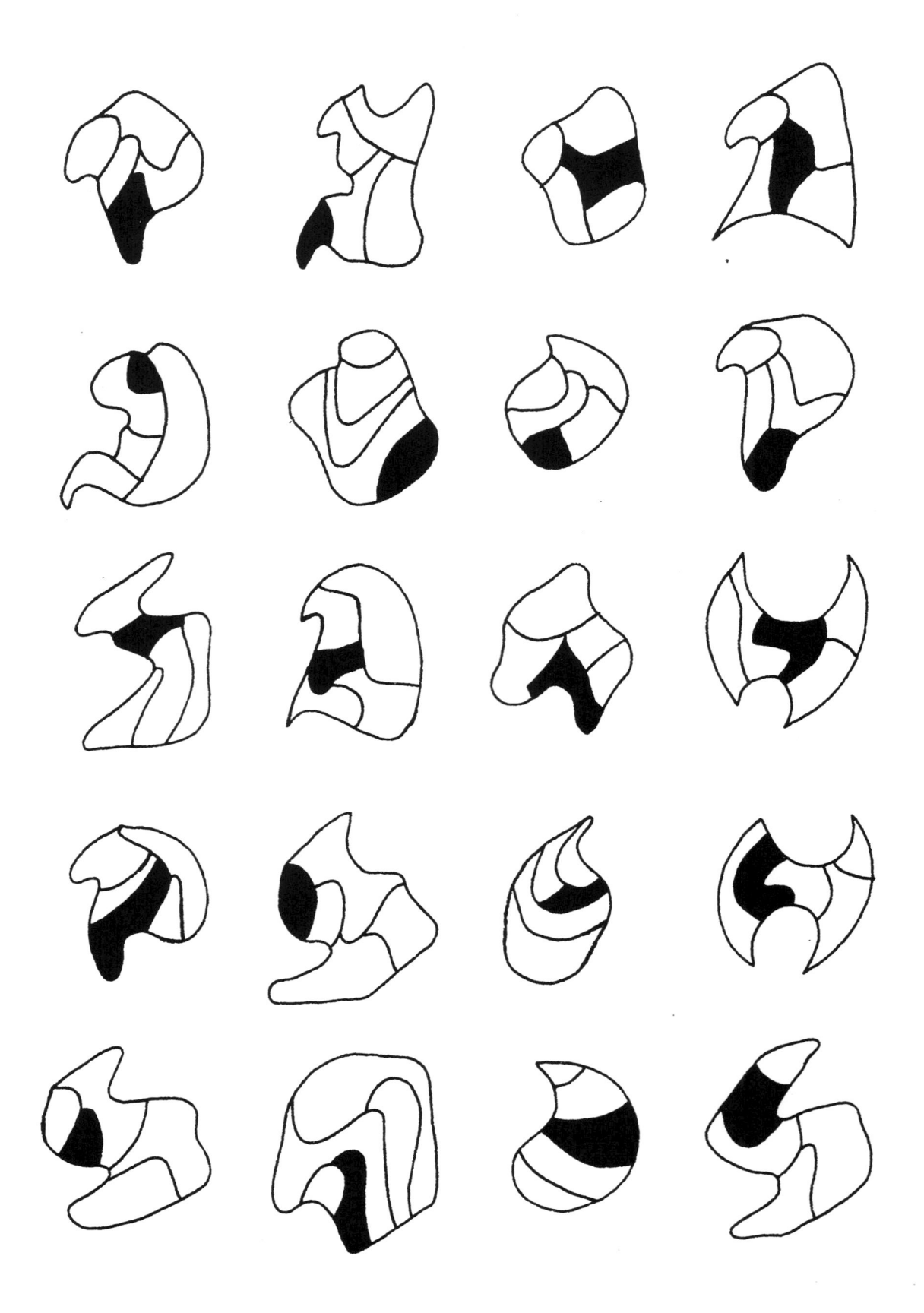

Figuren lernen Nr. 14 (Einprägephase)　　　Lernzeit: 4 Minuten

Fakten lernen Nr. 14 (Einprägephase)   Lernzeit: 6 Minuten

Sessel	ca. 20 Jahre, Schauspielschülerin, vertrauensvoll, Fehlgeburt
Stuhl	ca. 20 Jahre, Polizeianwärterin, unbefangen, Darmverschluß
Bank	ca. 20 Jahre, Goldschmiedelehrling, verspielt, Kinderlähmung
Isaak	ca. 30 Jahre, Programmiererin, flatterhaft, Ischias
Jakobi	ca. 30 Jahre, EDV-Techniker, verzärtelt, Hexenschuß
Abraham	ca. 30 Jahre, Informatiker, unberechenbar, Kieferhöhlenentzündung
Milch	ca. 40 Jahre, Bankkassierer, unbeholfen, Impotenz
Rahm	ca. 40 Jahre, Numismatikerin, langhaarig, Koma
Buttern	ca. 40 Jahre, Geldwechsler, ulkig, Krätze
Tau	ca. 50 Jahre, Nachtclubbesitzer, unehrlich, Leistenbruch
Seiler	ca. 50 Jahre, Conférencier, umständlich, Klaustrophobie
Strick	ca. 50 Jahre, Zauberkünstlerin, überarbeitet, Lebensmittelvergiftung
Höchst	ca. 60 Jahre, EG-Kommissar, bucklig, Ödeme
Höherbach	ca. 60 Jahre, Europaparlamentarier, verdienstvoll, Knochenschwund
Hochthal	ca. 60 Jahre, Dolmetscherin, verschroben, Muskelschwund

(Mindestens eine Stunde Pause!)

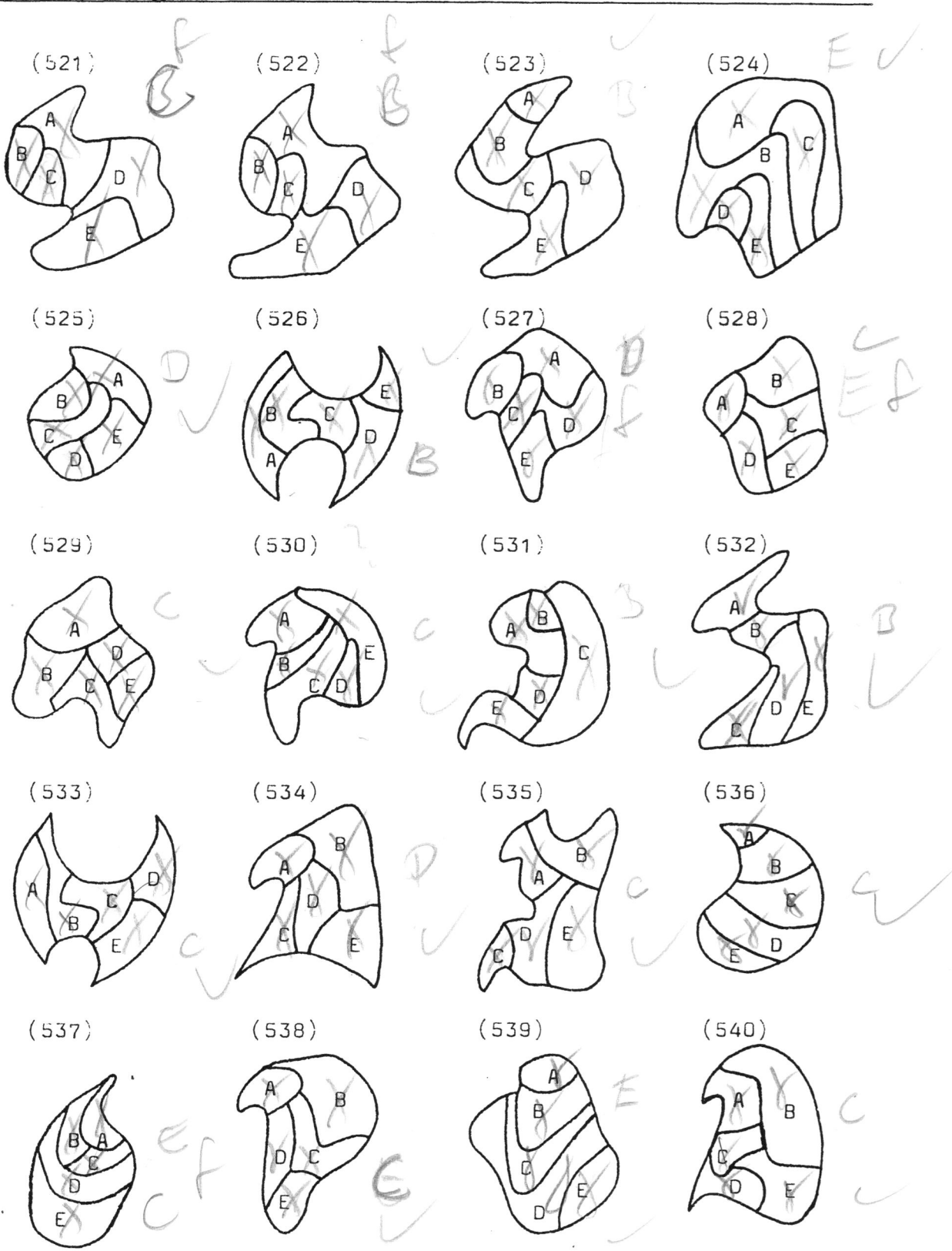

Figuren lernen Nr. 14 (Reproduktionsphase)
Beantwortungszeit: 5 Minuten

Fakten lernen Nr. 14 (Reproduktionsphase)
Beantwortungszeit: 7 Minuten

541) Der Patient mit Hexenschuß heißt ...

(A) Jakobi
(B) Seiler
(C) Höherbach
(D) Buttern
(E) Abraham

542) Herr Milch arbeitet als ...

(A) EDV-Techniker
(B) Bankkassierer
(C) Geldwechsler
(D) EG-Kommissar
(E) Informatiker

543) Frau Hochthal leidet an ...

(A) einer Fehlgeburt
(B) Muskelschwund
(C) Krätze
(D) Klaustrophobie
(E) Knochenschwund

544) Die Diagnose für den Geldwechsler lautet ...

(A) Knochenschwund
(B) Krätze
(C) Leistenbruch
(D) Kieferhöhlenentzündung
(E) Koma

545) Die Numismatikerin ist ...

(A) ca. 20 Jahre alt
(B) ca. 30 Jahre alt
(C) ca. 40 Jahre alt
(D) ca. 50 Jahre alt
(E) ca. 60 Jahre alt

546) Der Nachtclubbesitzer ist der Patient mit ...

(A) Knochenschwund
(B) Ödemen
(C) Impotenz
(D) Kinderlähmung
(E) Leistenbruch

547) Die Programmiererin ist ...

(A) unbeholfen
(B) unbefangen
(C) vertrauensvoll
(D) flatterhaft
(E) überarbeitet

548) Die Zauberkünstlerin hat ...

(A) einen Darmverschluß
(B) Ischias
(C) eine Lebensmittelvergiftung
(D) Ödeme
(E) Kinderlähmung

549) Der Name des Europaparlamentariers ist ...

(A) Höherbach
(B) Stuhl
(C) Jakobi
(D) Strick
(E) Höchst

550) Der Informatiker ist ...

(A) umständlich
(B) unberechenbar
(C) verschroben
(D) langhaarig
(E) unehrlich

551) Unter Kinderlähmung leidet ...

(A) der verspielte Patient
(B) der ulkige Patient
(C) der bucklige Patient
(D) die flatterhafte Patientin
(E) die verschrobene Patientin

552) Ca. 50 Jahre alt ist ...

(A) der EDV-Techniker
(B) die Numismatikerin
(C) der Conférencier
(D) die Dolmetscherin
(E) der Geldwechsler

553) Der bucklige Patient leidet an ...

(A) Kinderlähmung
(B) einem Hexenschuß
(C) Knochenschwund
(D) Ödemen
(E) einem Leistenbruch

554) Die flatterhafte Patientin ist ...

(A) ca. 20 Jahre alt
(B) ca. 30 Jahre alt
(C) ca. 40 Jahre alt
(D) ca. 50 Jahre alt
(E) ca. 60 Jahre alt

555) Der EDV-Techniker heißt ...

(A) Tau
(B) Buttern
(C) Isaak
(D) Jakobi
(E) Stuhl

556) Ulkig ist Herr/Frau ...

(A) Hochthal
(B) Buttern
(C) Isaak
(D) Sessel
(E) Rahm

557) Der EG-Kommissar leidet unter ...

(A) Impotenz
(B) einem Darmverschluß
(C) Muskelschwund
(D) Ödemen
(E) einer Lebensmittelvergiftung

558) Überarbeitet ist die Patientin mit ...

(A) Muskelschwund
(B) Darmverschluß
(C) Krätze
(D) einer Fehlgeburt
(E) Lebensmittelvergiftung

559) Die Diagnose für den Goldschmiedelehrling lautet ...

(A) Fehlgeburt
(B) Muskelschwund
(C) Kinderlähmung
(D) Koma
(E) Leistenbruch

560) Frau Rahm ist ...

(A) verzärtelt
(B) verspielt
(C) verdienstvoll
(D) langhaarig
(E) unehrlich

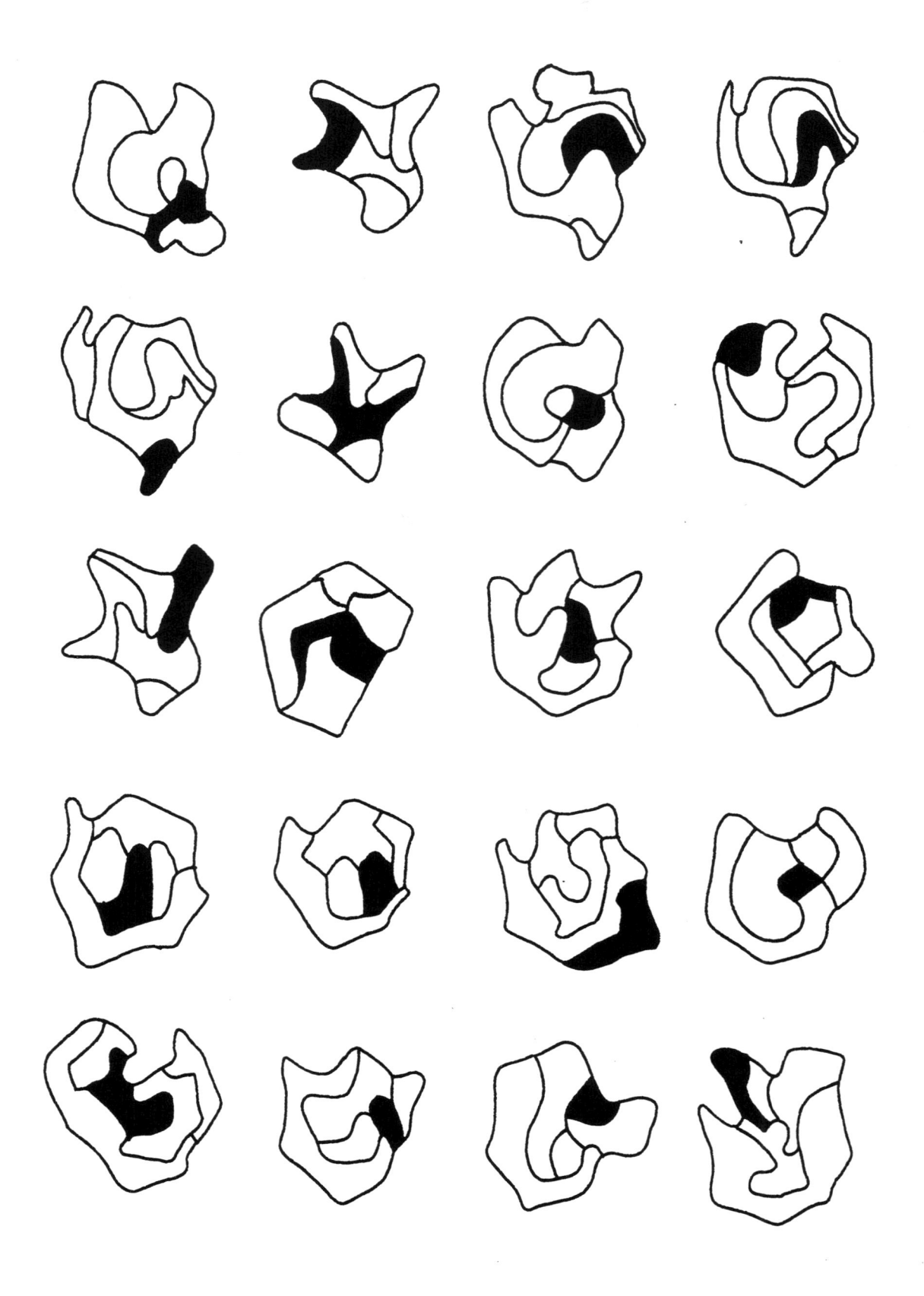

Figuren lernen Nr. 15 (Einprägephase)   Lernzeit: 4 Minuten

Fakten lernen Nr. 15 (Einprägephase)   Lernzeit: 6 Minuten

Horst	ca. 20 Jahre, Kosmetikerin, empfindlich, Senkfuß
Bau	ca. 20 Jahre, Maniküre, schlank, Muskelfaserriß
Nest	ca. 20 Jahre, Masseur, Liliputaner, Schilddrüsenfehlfunktion
Adam	ca. 30 Jahre, Fliesenlegerin, lesbisch, Eisenmangel
Kain	ca. 30 Jahre, Malermeister, schnell beleidigt, Pollenallergie
Abel	ca. 30 Jahre, Installateurin, sportlich, Menstruationsstörungen
Kauzig	ca. 40 Jahre, Polier, selbstbewußt, Blutarmut
Eulenberger	ca. 40 Jahre, Zimmermann, rasch entschlossen, Blähungen
Uhu	ca. 40 Jahre, Heizungsbauerin, enthusiastisch, Eierstockentzündung
Bogner	ca. 50 Jahre, Tenor, homosexuell, Bänderriß
Pfeilmann	ca. 50 Jahre, Pianist, nachtragend, Beulenpest
Köcher	ca. 50 Jahre, Operettendiva, bekannt, Darmverschlingung
Bock	ca. 60 Jahre, Puppenspieler, genervt, Linsentrübung
Kasten	ca. 60 Jahre, Zauberer, Frührentner, Gallensteine
Barren	ca. 60 Jahre, Märchenerzählerin, berühmt, Querschnittslähmung

(Mindestens eine Stunde Pause!)

Figuren lernen Nr. 15 (Reproduktionsphase)
Beantwortungszeit: 5 Minuten

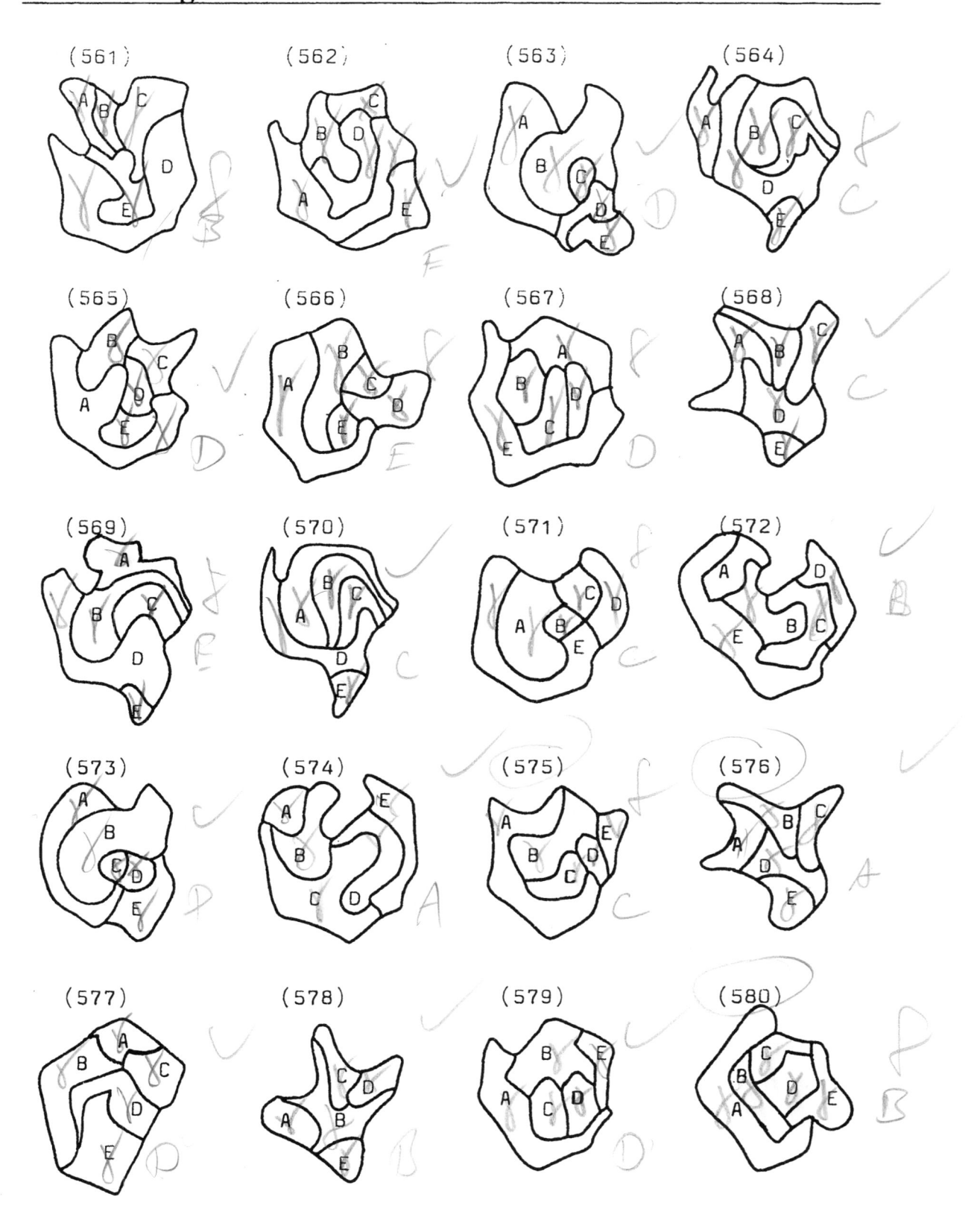

Fakten lernen Nr. 15 (Reproduktionsphase)
Beantwortungszeit: 7 Minuten

581) Die Kosmetikerin leidet an ...

(A) einem Senkfuß
(B) einem Muskelfaserriß
(C) Blähungen
(D) einer Darmverschlingung
(E) einer Pollenallergie

582) Die Diagnose für die Maniküre lautet ...

(A) Schilddrüsenfehlfunktion
(B) Eisenmangel
(C) Muskelfaserriß
(D) Querschnittslähmung
(E) Menstruationsstörungen

583) Unter einer Schilddrüsenfehlfunktion leidet ...

(A) der selbstbewußte Patient
(B) der Liliputaner
(C) der homosexuelle Patient
(D) der genervte Patient
(E) die enthusiastische Patientin

584) Die sportliche Patientin ist ...

(A) die Fliesenlegerin
(B) die Installateurin
(C) die Maniküre
(D) die Operettendiva
(E) die Kosmetikerin

585) Unter Blähungen leidet ...

(A) der Masseur
(B) die Installateurin
(C) der Zauberer
(D) der Zimmermann
(E) die Heizungsbauerin

586) Herr Bock arbeitet als ...

(A) Tenor
(B) Masseur
(C) Zimmermann
(D) Puppenspieler
(E) Pianist

587) Unter einer Querschnittslähmung leidet Herr/Frau ...

(A) Barren
(B) Bogner
(C) Bau
(D) Bock
(E) Eulenberger

588) Der rasch entschlossene Patient heißt ...

(A) Eulenberger
(B) Horst
(C) Kain
(D) Kasten
(E) Kauzig

589) Die Heizungsbauerin heißt ...

(A) Horst
(B) Abel
(C) Uhu
(D) Barren
(E) Adam

590) Der Pianist ist ...

(A) ca. 20 Jahre alt
(B) ca. 30 Jahre alt
(C) ca. 40 Jahre alt
(D) ca. 50 Jahre alt
(E) ca. 60 Jahre alt

591) Der Polier ist ...

(A) ca. 20 Jahre alt
(B) ca. 30 Jahre alt
(C) ca. 40 Jahre alt
(D) ca. 50 Jahre alt
(E) ca. 60 Jahre alt

592) Unter Menstruationstörungen leidet ...

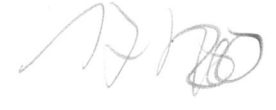

(A) die empfindliche Patientin
(B) die sportliche Patientin
(C) die berühmte Patientin
(D) die lesbische Patientin
(E) die enthusiastische Patientin

593) Der homosexuelle Patient heißt ...

(A) Bock
(B) Köcher
(C) Bogner
(D) Adam
(E) Eulenberger

594) Schnell beleidigt ist ...

(A) der Polier
(B) die Fliesenlegerin
(C) der Zimmermann
(D) der Zauberer
(E) der Malermeister

595) Der Zauberer ist ...

(A) ca. 20 Jahre alt
(B) ca. 30 Jahre alt
(C) ca. 40 Jahre alt
(D) ca. 50 Jahre alt
(E) ca. 60 Jahre alt

596) Der Malermeister heißt ...

(A) Pfeilmann
(B) Kasten
(C) Kain
(D) Bogner
(E) Eulenberger

597) Der Masseur leidet an ...

(A) einer Pollenallergie
(B) einem Bänderriß
(C) Beulenpest
(D) Gallensteinen
(E) einer Schilddrüsenfehlfunktion

598) Die Diagnose für die Fliesenlegerin lautet ...

(A) Darmverschlingung
(B) Linsentrübung
(C) Eierstockentzündung
(D) Eisenmangel
(E) Menstruationsstörungen

599) An Beulenpest erkrankt ist ...

(A) ein ca. 20jähriger Patient
(B) ein ca. 30jähriger Patient
(C) ein ca. 40jähriger Patient
(D) ein ca. 50jähriger Patient
(E) ein ca. 60jähriger Patient

600) Nachtragend ist Herr/Frau ...

(A) Kain
(B) Pfeilmann
(C) Nest
(D) Köcher
(E) Uhu

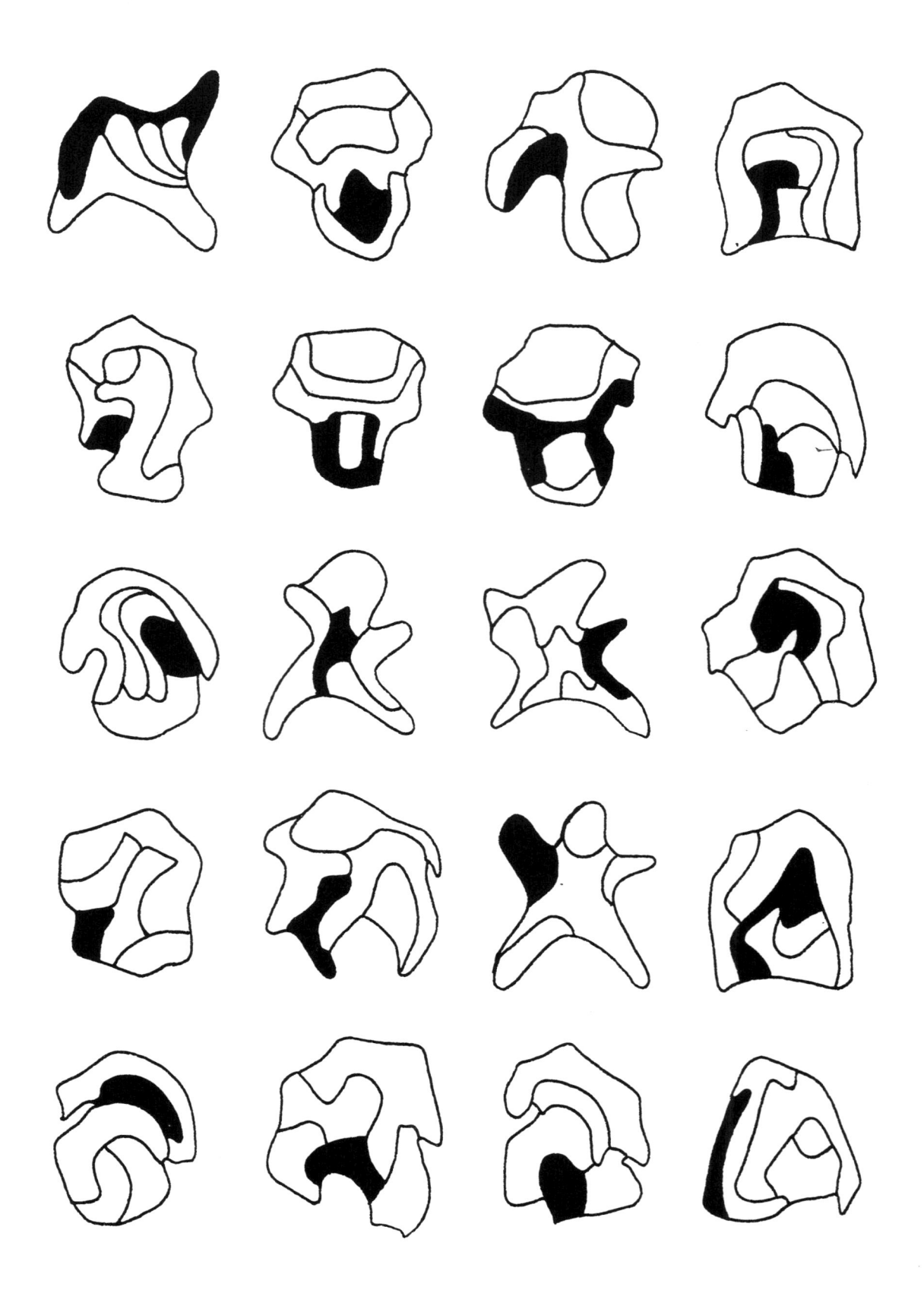

Figuren lernen Nr. 16 (Einprägephase)   **Lernzeit: 4 Minuten**

Fakten lernen Nr. 16 (Einprägephase)   Lernzeit: 6 Minuten

Kellner	ca. 20 Jahre, Oberschüler, extremistisch, Röteln
Wirth	ca. 20 Jahre, Sonderschülerin, blind, Mandelentzündung
Ober	ca. 20 Jahre, Gymnasiastin, Rockmusikfan, Feuermal
Brandt	ca. 30 Jahre, Ökonom, im Badeurlaub, Muschelvergiftung
Flammen	ca. 30 Jahre, Betriebswissenschaftler, schweigsam, Blutarmut
Feuer	ca. 30 Jahre, Wirtschaftswissenschaftlerin, schwarzhaarig, Diphtherie
Leinen	ca. 45 Jahre, Sachbearbeiter, gehörlos, Lungenembolie
Riemen	ca. 45 Jahre, Chefsekretärin, zuverlässig, Blasenentzündung
Schnur	ca. 45 Jahre, Buchhalter, Modelleisenbahner, Leberzirrhose
Eggen	ca. 55 Jahre, Biochemiker, wohlhabend, Krampfadern
Pflug	ca. 55 Jahre, Physiker, Millionär, Hühneraugen
Sichel	ca. 55 Jahre, Diplommathematikerin, liebt Bergsteigen, Thrombose
Pfeffer	ca. 65 Jahre, Klempner, züchtet Brieftauben, Fettleber
Zimt	ca. 65 Jahre, Schornsteinfeger, Sonderling, Gastritis
Senf	ca. 65 Jahre, Sanitärtechniker, hat Existenzsorgen, Hausstauballergie

(Mindestens eine Stunde Pause!)

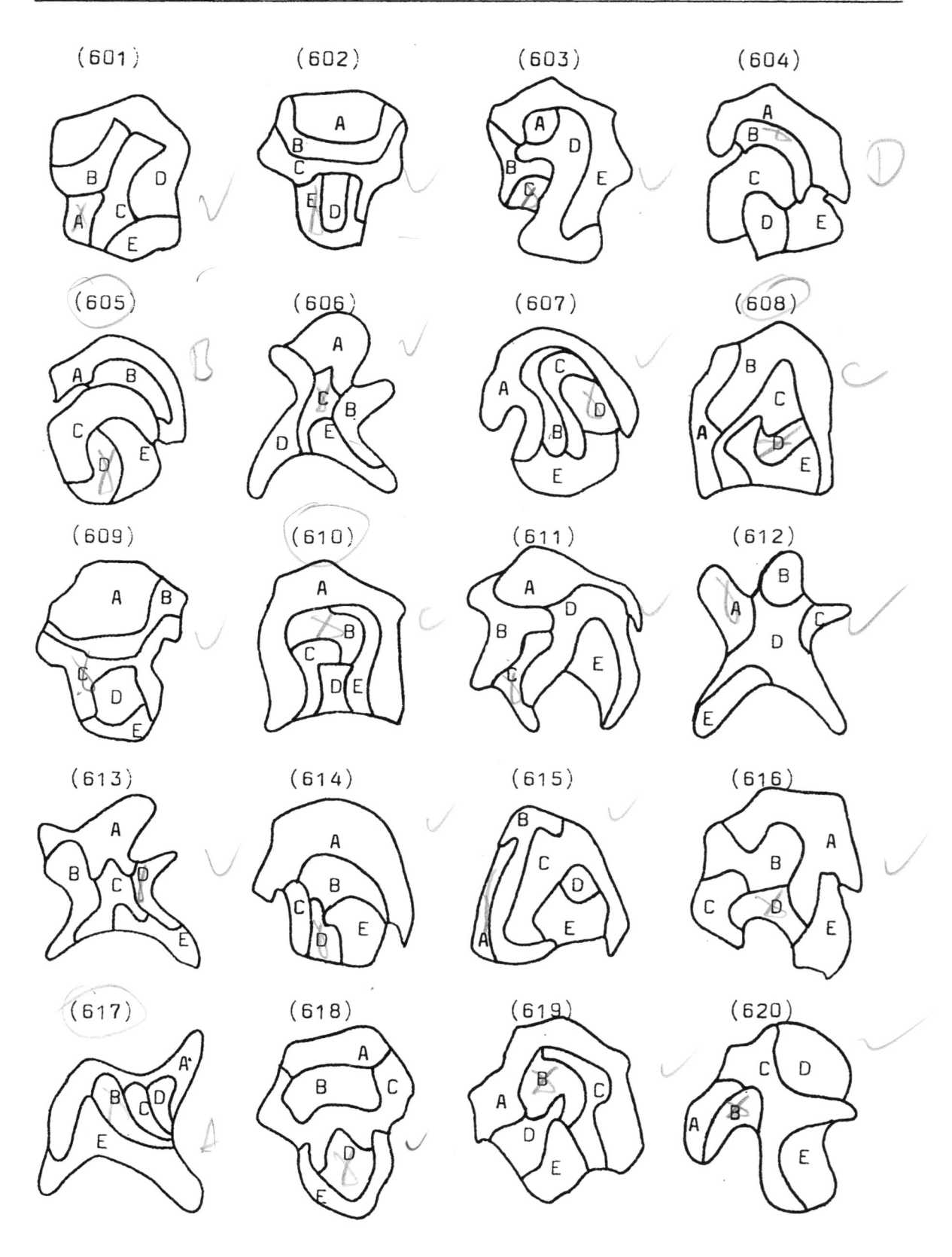

Figuren lernen Nr. 16 (Reproduktionsphase)
Beantwortungszeit: 5 Minuten

Fakten lernen Nr. 16 (Reproduktionsphase)
Beantwortungszeit: 7 Minuten

621) Herr Kellner ist ...

(A) Physiker
(B) Betriebswissenschaftler
(C) Oberschüler
(D) Biochemiker
(E) Sachbearbeiter

622) Der wohlhabende Patient hat ...

(A) eine Fettleber
(B) Diphterie
(C) eine Lungenembolie
(D) Krampfadern
(E) eine Thrombose

623) An Hühneraugen leidet ...

(A) die Sonderschülerin
(B) der Physiker
(C) die Chefsekretärin
(D) die Diplommathetikerin
(E) der Schornsteinfeger

624) Ca. 55 Jahre alt ist ...

(A) Herr Pfeffer
(B) Frau Riemen
(C) Herr Schnur
(D) Frau Sichel
(E) Herr Zimt

625) Zuverlässig ist ...

(A) Frau Riemen
(B) Herr Leinen
(C) Frau Sichel
(D) Frau Feuer
(E) Herr Brandt

626) Der Patient mit Blutarmut ist ...

(A) ca. 20 Jahre alt
(B) ca. 30 Jahre alt
(C) ca. 45 Jahre alt
(D) ca. 55 Jahre alt
(E) ca. 65 Jahre alt

627) Die Diagnose für Herrn Leinen lautet ...

(A) Gastritis
(B) Mandelentzündung
(C) Leberzirrhose
(D) Hausstauballergie
(E) Lungenembolie

628) Frau Feuer ist ...

(A) gehörlos
(B) blind
(C) wohlhabend
(D) hat Existenzsorgen
(E) scharzhaarig

629) Unter Leberzirrhose leidet ...

(A) der Betriebswissenschaftler
(B) der Physiker
(C) der Sanitärtechniker
(D) der Sachbearbeiter
(E) der Buchhalter

630) Die ca. 30jährige heißt ...

(A) Ober
(B) Feuer
(C) Riemen
(D) Senf
(E) Eggen

631) Der an Krampfadern erkrankte Patient heißt …

(A) Wirth
(B) Brandt
(C) Senf
(D) Eggen
(E) Leinen

632) Der Biochemiker ist …

(A) ca. 20 Jahre alt
(B) ca. 30 Jahre alt
(C) ca. 45 Jahre alt
(D) ca. 55 Jahre alt
(E) ca. 65 Jahre alt

633) Extremistisch ist …

(A) Frau Ober
(B) Herr Brandt
(C) Herr Schnur
(D) Herr Kellner
(E) Herr Pflug

634) Die Patientin, die Bergsteigen liebt, heißt …

(A) Sichel
(B) Senf
(C) Ober
(D) Feuer
(E) Schnur

635) Ein Sonderling ist …

(A) der Betriebswissenschaftler
(B) der Schornsteinfeger
(C) der Biochemiker
(D) der Klempner
(E) der Sanitärtechniker

636) Die Diagnose für die Chefsekretärin lautet …

(A) Lungenembolie
(B) Fettleber
(C) Muschelvergiftung
(D) Blutarmut
(E) Blasenentzündung

637) Ein Feuermal hat …

(A) die Gymnasiastin
(B) die Wirtschaftswissenschaftlerin
(C) die Diplommathematikerin
(D) der Sachbearbeiter
(E) der Buchhalter

638) Unter einer Gastritis leidet …

(A) ein ca. 20jähriger
(B) ein ca. 30jähriger
(C) ein ca. 45jähriger
(D) ein ca. 55jähriger
(E) ein ca. 65jähriger

639) Der Patient mit der Hausstauballergie ist …

(A) Sachbearbeiter
(B) Schornsteinfeger
(C) Sanitärtechniker
(D) Physiker
(E) Klempner

640) Der Modelleisenbahner ist …

(A) Oberschüler
(B) Physiker
(C) Schornsteinfeger
(D) Sachbearbeiter
(E) Buchhalter

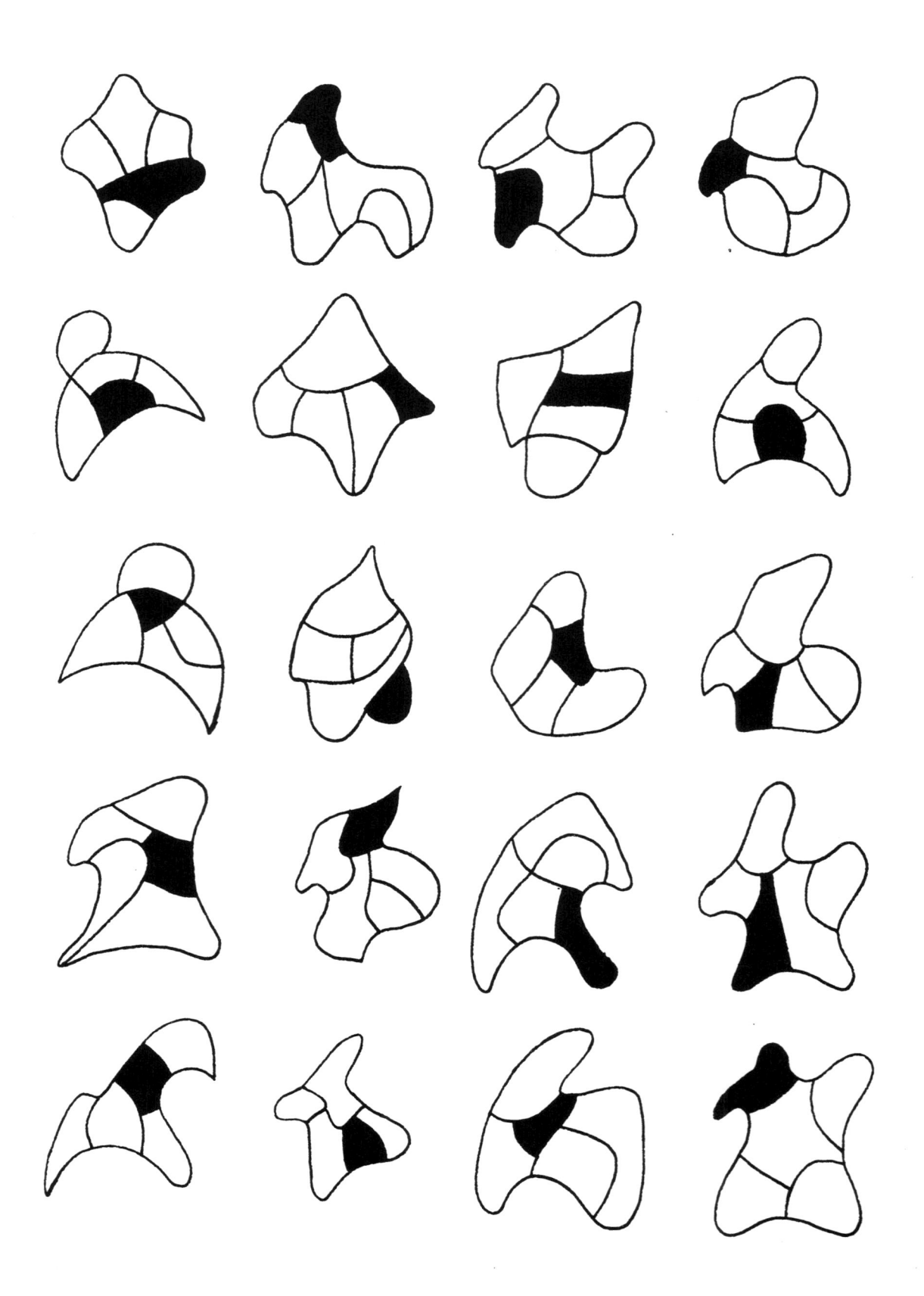

Figuren lernen Nr. 17 (Einprägephase)   **Lernzeit: 4 Minuten**

Fakten lernen Nr. 17 (Einprägephase)   Lernzeit: 6 Minuten

Breitner	ca. 25 Jahre, Blumenzüchter, Unglücksrabe, Durchfall
Schmalhans	ca. 25 Jahre, Floristin, temperamentvoll, Paratyphus
Langer	ca. 25 Jahre, Botaniker, früh verwaist, Malaria
Süßkind	ca. 35 Jahre, Fallensteller, Atheist, Hämophilie
Bittermalz	ca. 35 Jahre, Zoohändler, verwegen, Mundfäule
Sauerbruch	ca. 35 Jahre, Hundefänger, Waffennarr, Herzinsuffizienz
Mähre	ca. 45 Jahre, Polsterer, gepflegtes Äußeres, Paranoia
Rosse	ca. 45 Jahre, Möbelschreinerin, unglücklich, Rippenbrüche
Gaull	ca. 45 Jahre, Einrichtungshausleiterin, katholisch, Darmträgheit
Frauenlob	ca. 55 Jahre, Diplomphysiker, Buddhist, Gelbfieber
Heinemann	ca. 55 Jahre, Musikwissenschaftlerin, auf Amerikareise, Alkoholvergiftung
Kindner	ca. 55 Jahre, Entwicklungspsychologe, entkräftet, Magenblutung
Kükenberg	ca. 65 Jahre, Fußballtrainer, anarchistisch, Lungenödem
Hennebeck	ca. 65 Jahre, Ausbildungsleiter, bankrott, Unterkühlung
Hahnenstich	ca. 65 Jahre, Musiklehrerin, exzentrisch, Wahnvorstellungen

(Mindestens eine Stunde Pause!)

Figuren lernen Nr. 17 (Reproduktionsphase)
Beantwortungszeit: 5 Minuten

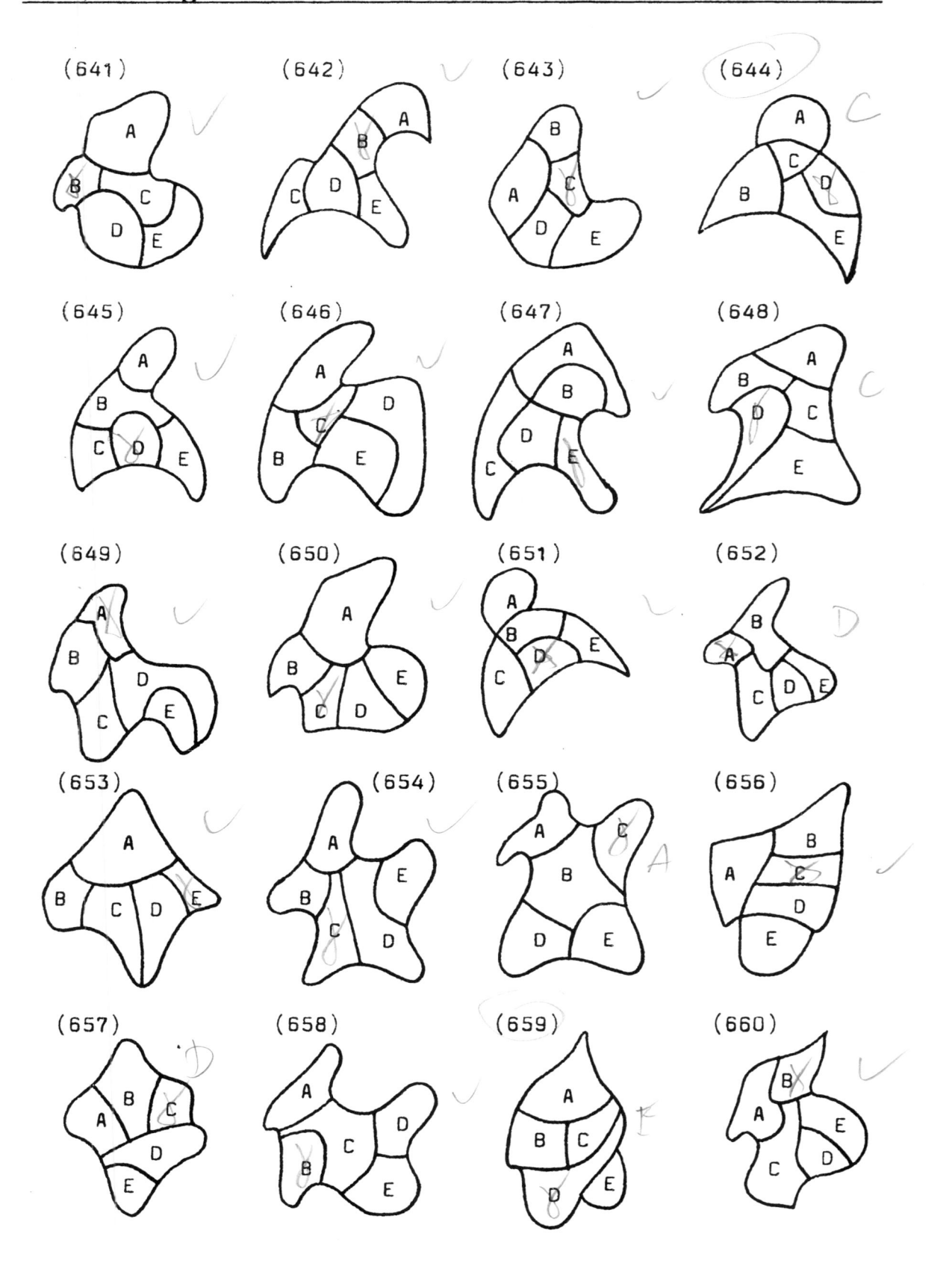

Fakten lernen Nr. 17 (Reproduktionsphase)
Beantwortungszeit: 7 Minuten

661) Herr Breitner leidet an ...

(A) einer Magenblutung
(B) Rippenbrüchen
(C) Durchfall
(D) Mundfäule
(E) einer Alkoholvergiftung

662) Der Patient mit Hämophilie ist von Beruf ...

(A) Polsterer
(B) Ausbildungsleiter
(C) Diplomphysiker
(D) Zoohändler
(E) Fallensteller

663) Der Patient mit Gelbfieber heißt ...

(A) Frauenlob
(B) Rosse
(C) Süßkind
(D) Hahnenstich
(E) Schmalhans

664) Exzentrisch ist Herr/Frau ...

(A) Hennebeck
(B) Gaull
(C) Hahnenstich
(D) Frauenlob
(E) Bittermalz

665) An Unterkühlung leidet ein ...

(A) ca. 25jähriger Patient
(B) ca. 35jähriger Patient
(C) ca. 45jähriger Patient
(D) ca. 55jähriger Patient
(E) ca. 65jähriger Patient

666) Der Blumenzüchter ist ...

(A) verwegen
(B) Buddhist
(C) anarchisch
(D) ein Unglücksrabe
(E) temperamentvoll

667) Der Polsterer ist der Patient mit ...

(A) Paratyphus
(B) Wahnvorstellungen
(C) Alkoholvergiftung
(D) Darmträgheit
(E) Paranaoia

668) Die Diagnose für die Einrichtungshausleiterin lautet ...

(A) Lungenödem
(B) Malaria
(C) Herzinsuffizienz
(D) Darmträgheit
(E) Alkoholvergiftung

669) Ca. 35 Jahre alt ist ...

(A) die katholische Patientin
(B) der Waffennarr
(C) der früh verwaiste Patient
(D) der anarchische Patient
(E) der Patient mit dem gepflegten Äußeren

670) Entkräftet ist Herr/Frau ...

(A) Mähre
(B) Kindner
(C) Langer
(D) Heinemann
(E) Hennebeck

671) Der ca. 45jährige Patient ist von Beruf ...

(A) Botaniker
(B) Diplomphysiker
(C) Entwicklungspsychologe
(D) Polsterer
(E) Fußballtrainer

672) Temperamentvoll ist ...

(A) die Musikwissenschaftlerin
(B) die Möbelschreinerin
(C) die Floristin
(D) die Musiklehrerin
(E) der Blumenzüchter

673) Herr Sauerbruch ist ...

(A) ca. 25 Jahre alt
(B) ca. 35 Jahre alt
(C) ca. 45 Jahre alt
(D) ca. 55 Jahre alt
(E) ca. 65 Jahre alt

674) Die Möbelschreinerin hat ...

(A) eine Magenblutung
(B) Rippenbrüche
(C) Wahnvorstellungen
(D) ein Lungenödem
(E) eine Herzinsuffizienz

675) Die Musikwissenschaftlerin ist ...

(A) bankrott
(B) exzentrisch
(C) auf Amerikareise
(D) unglücklich
(E) entkräftet

676) Die Diagnose für Frau Heinemann lautet ...

(A) Unterkühlung
(B) Malaria
(C) Rippenbrüche
(D) Darmträgheit
(E) Alkoholvergiftung

677) Ein gepflegtes Äußeres hat ...

(A) ein ca. 25jähriger Patient
(B) ein ca. 35jähriger Patient
(C) ein ca. 45jähriger Patient
(D) ein ca. 55jähriger Patient
(E) ein ca. 65jähriger Patient

678) Buddhistischen Glaubens ist ...

(A) der Hundefänger
(B) der Diplomphysiker
(C) die Floristin
(D) der Entwicklungspsychologe
(E) die Einrichtungshausleiterin

679) Der Fallensteller heißt ...

(A) Sauerbruch
(B) Gaull
(C) Breitner
(D) Kindner
(E) Süßkind

680) Auf einer Amerikareise befindet sich Herr/Frau ...

(A) Mähre
(B) Heinemann
(C) Kükenberg
(D) Frauenlob
(E) Bittermalz

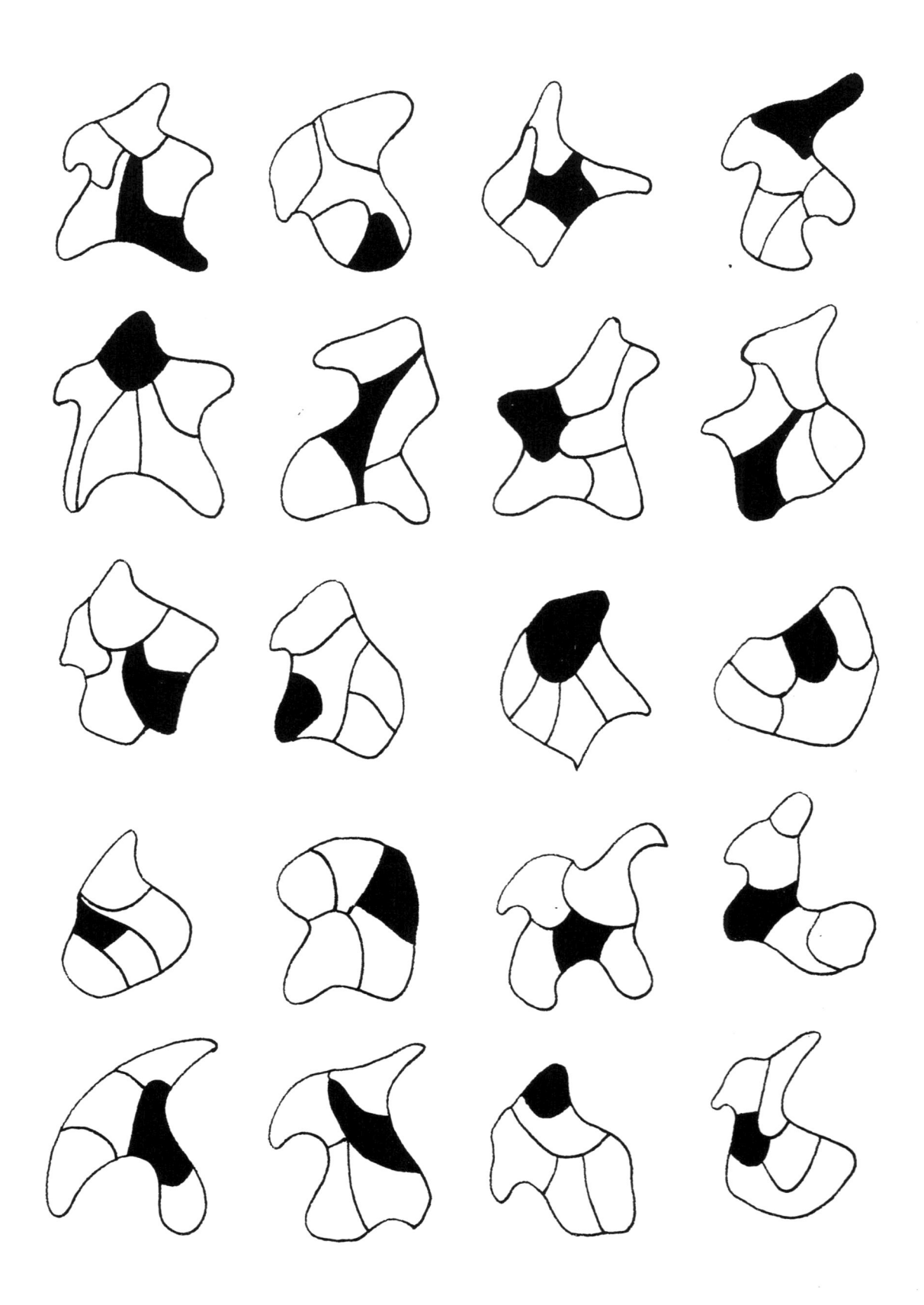

Figuren lernen Nr. 18 (Einprägephase)   **Lernzeit: 4 Minuten**

Fakten lernen Nr. 18 (Einprägephase)   Lernzeit: 6 Minuten

Waage	ca. 25 Jahre, Jägerin, unachtsam, Gebärmutterzyste
Schütze	ca. 25 Jahre, Förster, auf Asienreise, Zahnfäule
Wassermann	ca. 25 Jahre, Waldarbeiter, unbesonnen, Lungenentzündung
Töpfer	ca. 35 Jahre, Geologin, mittellos, Magenkrämpfe
Ziegler	ca. 35 Jahre, Petrologin, Jungfrau, Genickstarre
Hafner	ca. 35 Jahre, Mineralogin, unbeliebt, Bauchfellentzündung
Behr	ca. 45 Jahre, Reeder, im Sanatorium, Wassersucht
Beeren	ca. 45 Jahre, Schiffsmechaniker, geschickt, Calciummangel
Bär	ca. 45 Jahre, Vollmatrose, Karatefan, Bandscheibenvorfall
Dame	ca. 55 Jahre, Gastwirtin, gerissen, Brustkrebs
Turm	ca. 55 Jahre, Chefkoch, furchtlos, Darmblutung
König	ca. 55 Jahre, Serviererin, Großmutter, Mittelohrentzündung
August	ca. 65 Jahre, Pferdetrainer, gesellig, Hämorrhoiden
Märzen	ca. 65 Jahre, Rennstallbesitzer, jovial, Trichinose
May	ca. 65 Jahre, Stallmeisterin, blauäugig, Verfolgungswahn

(Mindestens eine Stunde Pause!)

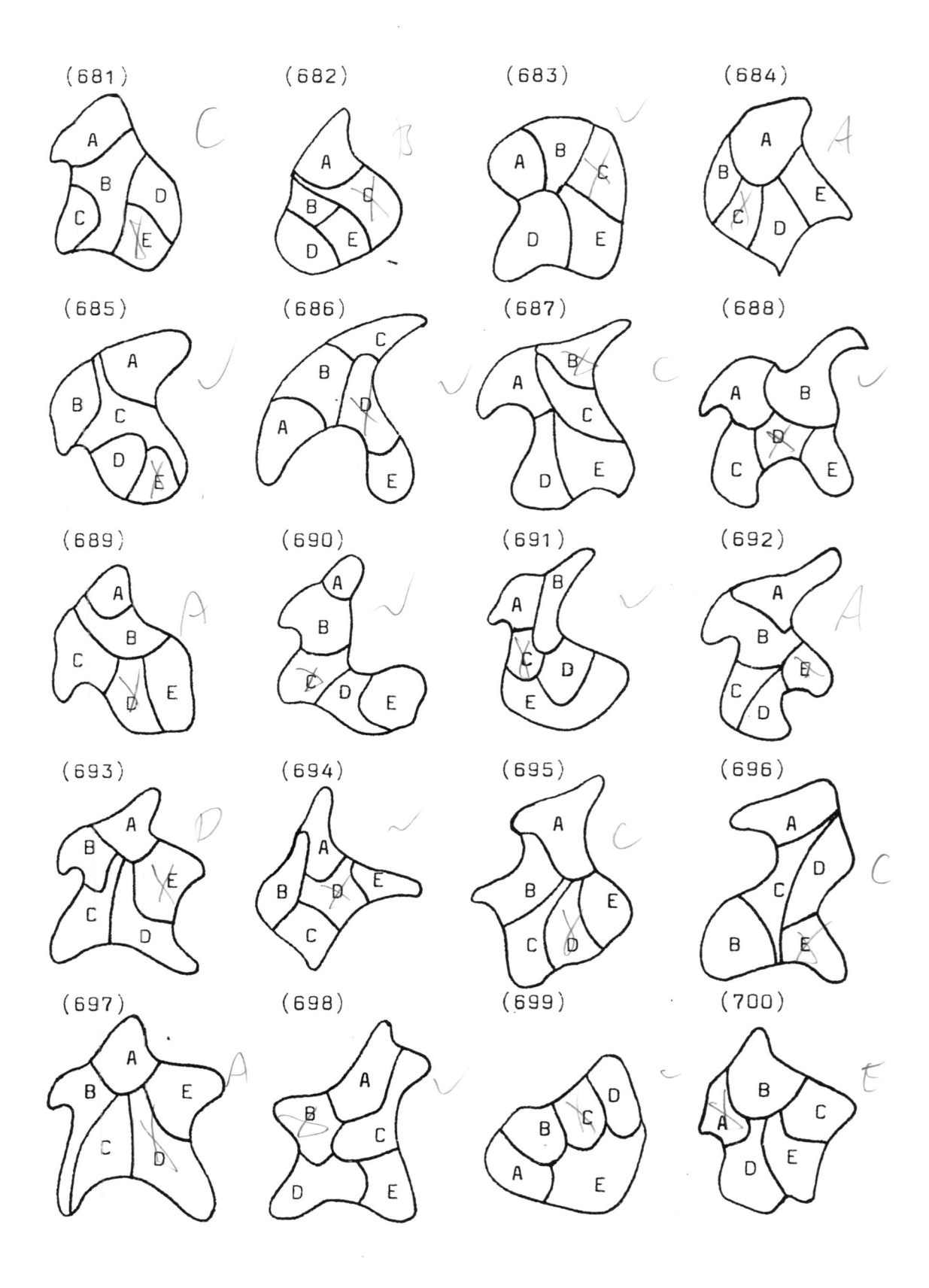

Figuren lernen Nr. 18 (Reproduktionsphase)
Beantwortungszeit: 5 Minuten

Fakten lernen Nr. 18 (Reproduktionsphase)
Beantwortungszeit: 7 Minuten

701) Frau Dame leidet an ...

(A) Magersucht
(B) Calciummangel
(C) Bauchfellentzündung
(D) Mittelohrentzündung
(E) Brustkrebs

702) An Lungenentzündung erkrankt ist ...

(A) der Chefkoch
(B) der Waldarbeiter
(C) der Förster
(D) die Serviererin
(E) die Stallmeisterin

703) Die Diagnose für den Reeder lautet ...

(A) Bandscheibenvorfall
(B) Zahnfäule
(C) Trichinose
(D) Genickstarre
(E) Wassersucht

704) Die Petrologin ist ...

(A) ca. 25 Jahre alt
(B) ca. 35 Jahre alt
(C) ca. 45 Jahre alt
(D) ca. 55 Jahre alt
(E) ca. 65 Jahre alt

705) Der Rennstallbesitzer heißt ...

(A) Dame
(B) Ziegler
(C) August
(D) Bär
(E) Märzen

706) Der ca. 55jährige Patient ist ...

(A) gerissen
(B) unbeliebt
(C) unachtsam
(D) furchtlos
(E) jovial

707) Die an einer Bauchfellentzündung erkrankte Patientin heißt ...

(A) Märzen
(B) Beeren
(C) Turm
(D) Ziegler
(E) Hafner

708) Der Patient mit einem Bandscheibenvorfall ist Herr/Frau ...

(A) May
(B) Behr
(C) Töpfer
(D) Bär
(E) Wassermann

709) Im Sanatorium liegt Herr/Frau ...

(A) Beeren
(B) Schütze
(C) Behr
(D) August
(E) König

710) Ca. 65 Jahre alt ist ...

(A) die Serviererin
(B) die Mineralogin
(C) die Stallmeisterin
(D) die Gastwirtin
(E) der Reeder

711) Unachtsam ist Herr/Frau ...

(A) August
(B) Schütze
(C) Waage
(D) Hafner
(E) Wassermann

712) Der Pferdetrainer ist ...

(A) ca. 25 Jahre alt
(B) ca. 35 Jahre alt
(C) ca. 45 Jahre alt
(D) ca. 55 Jahre alt
(E) ca. 65 Jahre alt

713) Ca. 25 Jahre alt ist ...

(A) die Geologin
(B) der Schiffsmechaniker
(C) die Mineralogin
(D) der Förster
(E) die Serviererin

714) Die Diagnose für die mittellose Patientin lautet ...

(A) Zahnfäule
(B) Darmblutung
(C) Magenkrämpfe
(D) Trichinose
(E) Hämorrhoiden

715) Die Mineralogin ist die Patientin mit ...

(A) Mittelohrentzündung
(B) Bauchfellentzündung
(C) Darmblutung
(D) Gebärmutterzyste
(E) Brustkrebs

716) Unter Wassersucht leidet ...

(A) der Patient im Sanatorium
(B) der Patient auf Asienreise
(C) der Karatefan
(D) der gesellige Patient
(E) die Großmutter

717) Mittellos ist ...

(A) die Geologin
(B) der Schiffsmechaniker
(C) die Gastwirtin
(D) der Rennstallbesitzer
(E) die Jägerin

718) Die Serviererin heißt ...

(A) Ziegler
(B) Wassermann
(C) Turm
(D) May
(E) König

719) An einer Mittelohrentzündung erkrankt ist eine ...

(A) ca. 25jährige Patientin
(B) ca. 35jährige Patientin
(C) ca. 45jährige Patientin
(D) ca. 55jährige Patientin
(E) ca. 65jährige Patientin

720) Auf Asienreise ist der Patient mit ...

(A) Calciummangel
(B) Verfolgungswahn
(C) Zahnfäule
(D) Wassersucht
(E) Lungenentzündung

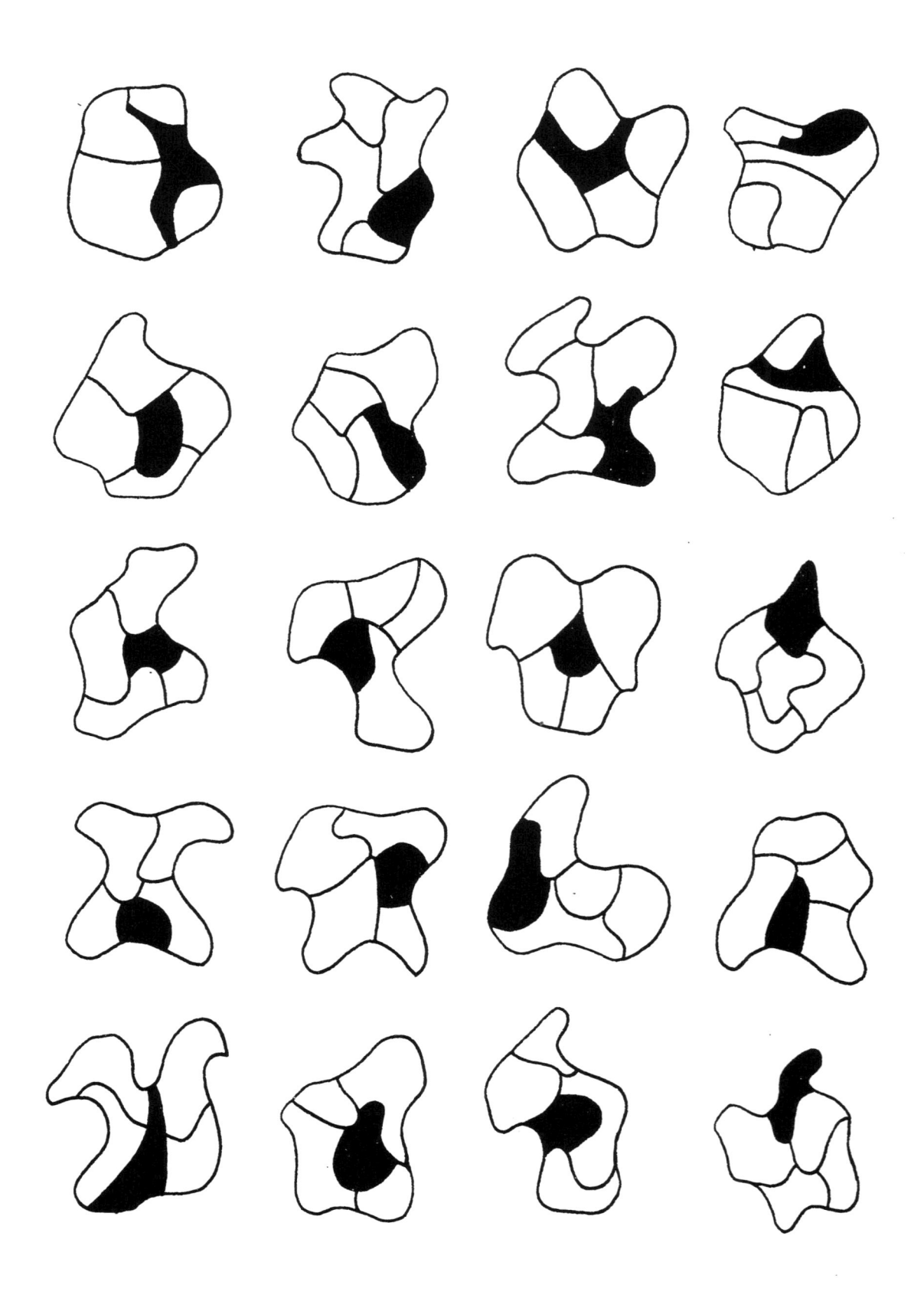

Figuren lernen Nr. 19 (Einprägephase)   **Lernzeit: 4 Minuten**

Fakten lernen Nr. 19 (Einprägephase) Lernzeit: 6 Minuten

Kaiser	ca. 25 Jahre, Fahrkartenkontrolleurin, geschmeidig, Kokainsucht
Fürst	ca. 25 Jahre, Schaffnerin, impulsiv, Magen-Darm-Grippe
Herzog	ca. 25 Jahre, Lokführer, fröhlich, Raucherbein
Lammers	ca. 35 Jahre, Reisebürokauffrau, umgänglich, Frigidität
Hammel	ca. 35 Jahre, Touristikmanager, berechnend, Stirnhöhlenvereiterung
Schafstall	ca. 35 Jahre, Fremdenführer, phlegmatisch, Sichelzellenanämie
Mittenwald	ca. 45 Jahre, Priester, schleimig, Hautkrebs
Innenberg	ca. 45 Jahre, Rabbiner, kinderlos, Lungentuberkulose
Außenmann	ca. 45 Jahre, Weihbischof, rasch beleidigt, Muskelzuckungen
Sperber	ca. 55 Jahre, Brauer, bärbeißig, Laugenverätzung
Falken	ca. 55 Jahre, Kellermeister, verunsichert, Gesichtslähmung
Adler	ca. 55 Jahre, Schnapsbrenner, Kettenraucher, psychosomatische Störungen
Kleister	ca. 65 Jahre, Stukkateur, Großvater, Gicht
Kleber	ca. 65 Jahre, Tapezierer, langweilig, Gehirnhautentzündung
Leim	ca. 65 Jahre, Fliesenleger, sehr beschlagen, Pilzvergiftung

(Mindestens eine Stunde Pause!)

Figuren lernen Nr. 19 (Reproduktionsphase)
Beantwortungszeit: 5 Minuten

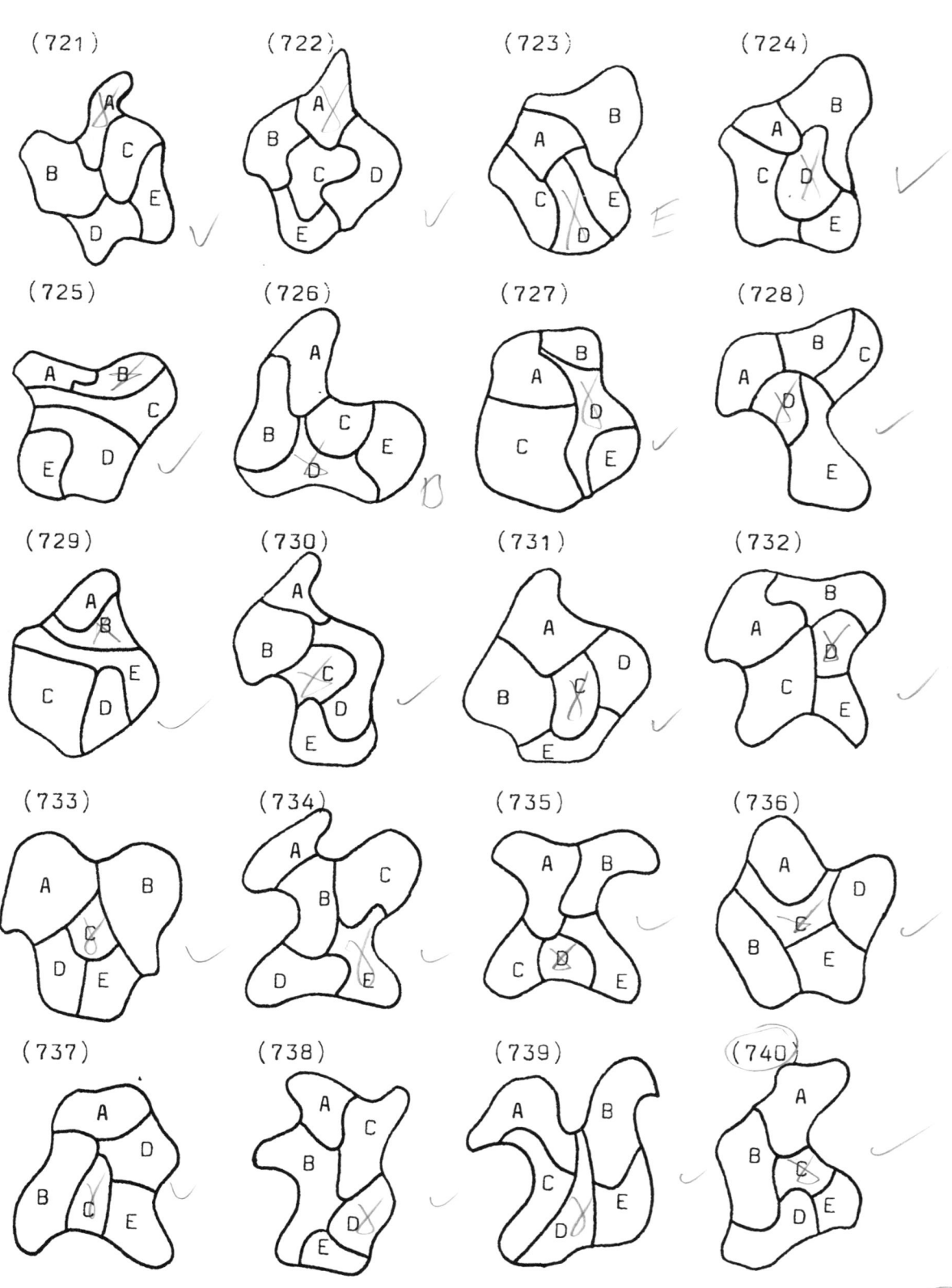

Fakten lernen Nr. 19 (Reproduktionsphase)
Beantwortungszeit: 7 Minuten

741) Die Diagnose für Herrn Schafstall lautet ...

(A) Raucherbein
(B) Stirnhöhlenvereiterung
(C) Sichelzellenanämie
(D) Lungentuberkulose
(E) Gicht

742) Der Lokführer heißt ...

(A) Herzog
(B) Lammers
(C) Kleister
(D) Mittenwald
(E) Kaiser

743) Der Kellermeister ist ...

(A) ca. 25 Jahre alt
(B) ca. 35 Jahre alt
(C) ca. 45 Jahre alt
(D) ca. 55 Jahre alt
(E) ca. 65 Jahre alt

744) Ca. 45 Jahre alt ist der Patient mit ...

(A) Sichelzellenanämie
(B) Muskelzuckungen
(C) Magen-Darm-Grippe
(D) Gicht
(E) psychosomatischen Störungen

745) Frau Fürst leidet an ...

(A) Kokainsucht
(B) Magen-Darm-Grippe
(C) Hautkrebs
(D) Gehirnhautentzündung
(E) Laugenverätzung

746) Der ca. 25 Jahre alte Patient ist von Beruf ...

(A) Fremdenführer
(B) Fliesenleger
(C) Touristikmanager
(D) Kellermeister
(E) Lokführer

747) Rasch beleidigt ist ...

(A) der Weihbischof
(B) der Touristikmanager
(C) die Schaffnerin
(D) der Rabbiner
(E) der Stukkateur

748) Ca. 55 Jahre alt ist ...

(A) der Tapezierer
(B) der Priester
(C) der Schnapsbrenner
(D) der Weihbischof
(E) der Fremdenführer

749) Die ca. 35 Jahre alte Patientin heißt ...

(A) Lammers
(B) Fürst
(C) Innenberg
(D) Sperber
(E) Hammel

750) Herr Mittenwald ist ...

(A) schleimig
(B) geschmeidig
(C) verunsichert
(D) langweilig
(E) kinderlos

751) An einer Stirnhöhlenvereiterung erkrankt ist ...

(A) die Schaffnerin
(B) der Kellermeister
(C) der Lokführer
(D) der Touristikmanager
(E) die Reisebürokauffrau

752) Der bärbeißige Patient ist ...

(A) ca. 25 Jahre alt
(B) ca. 35 Jahre alt
(C) ca. 45 Jahre alt
(D) ca. 55 Jahre alt
(E) ca. 65 Jahre alt

753) Herr Falken ist ...

(A) fröhlich
(B) verunsichert
(C) berechnend
(D) Großvater
(E) kinderlos

754) Ca. 45 Jahre alt ist ...

(A) der kinderlose Patient
(B) der phlegmatische Patient
(C) der bärbeißige Patient
(D) der Kettenraucher
(E) die umgängliche Patientin

755) Der sehr beschlagene Patient heißt ...

(A) Schafstall
(B) Außenmann
(C) Leim
(D) Hammel
(E) Kleber

756) Kettenraucher ist der Patient mit ...

(A) Raucherbein
(B) Kokainsucht
(C) Gesichtslähmung
(D) Pilzvergiftung
(E) psychosomatischen Störungen

757) Der Schnapsbrenner heißt ...

(A) Adler
(B) Außenmann
(C) Kleber
(D) Falken
(E) Schafstall

758) Herr Kleister ist ...

(A) ca. 25 Jahre alt
(B) ca. 35 Jahre alt
(C) ca. 45 Jahre alt
(D) ca. 55 Jahre alt
(E) ca. 65 Jahre alt

759) Der Touristikmanager heißt ...

(A) Mittenwald
(B) Sperber
(C) Leim
(D) Herzog
(E) Hammel

760) Die Diagnose für den phlegmatischen Patienten lautet ...

(A) Muskelzuckungen
(B) Raucherbein
(C) Sichelzellenanämie
(D) Gehirnhautentzündung
(E) Stirnhöhlenvereiterung

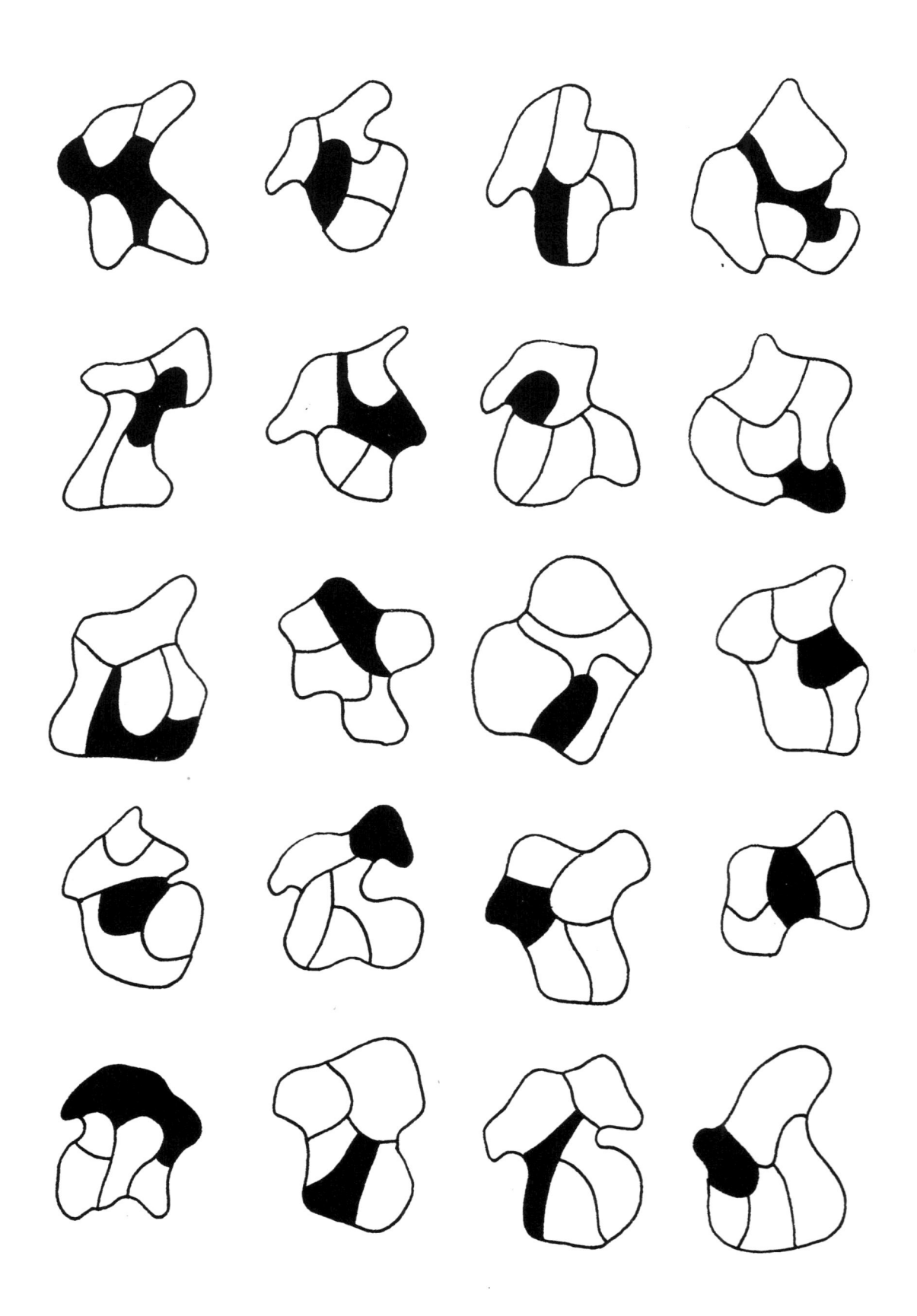

Figuren lernen Nr. 20 (Einprägephase)   **Lernzeit: 4 Minuten**

Fakten lernen Nr. 20 (Einprägephase)   Lernzeit: 6 Minuten

Rotdorn	ca. 20 Jahre, Fachhochschülerin, verschmust, Jodmangel
Schwarzenbach	ca. 20 Jahre, Theologiestudent, enthaltsam, Alkalose
Grünert	ca. 20 Jahre, Schwesternschülerin, arbeitsscheu, Kehlkopfkrebs
Nagel	ca. 30 Jahre, Leichtmatrose, rothaarig, fauliger Stuhl
Hammer	ca. 30 Jahre, Steuermann, picklig, Harnleiterentzündung
Zangen	ca. 30 Jahre, Lotse, verarmt, Blinddarmreizung
Nordmann	ca. 40 Jahre, Photographin, grünäugig, Hitzekollaps
Western	ca. 40 Jahre, Computeranimateurin, geschieden, Bluthochdruck
Südmilch	ca. 40 Jahre, Kameramann, risikoscheu, chronische Pankreatitis
Augustus	ca. 50 Jahre, Stadtdirektor, beleibt, Bisswunden
Hadrian	ca. 50 Jahre, Stadtverordneter, gesetzestreu, Zerrung
Konstantin	ca. 50 Jahre, Bürgermeisterin, entschieden, Herzkammerflimmern
Planck	ca. 60 Jahre, Studienrat, streng, Gedächnisstörungen
Heisenberg	ca. 60 Jahre, Schulleiter, entrückt, Knochenmarkkrebs
Einstein	ca. 60 Jahre, Musiklehrerin, entmündigt, Alzheimer-Syndrom

(Mindestens eine Stunde Pause!)

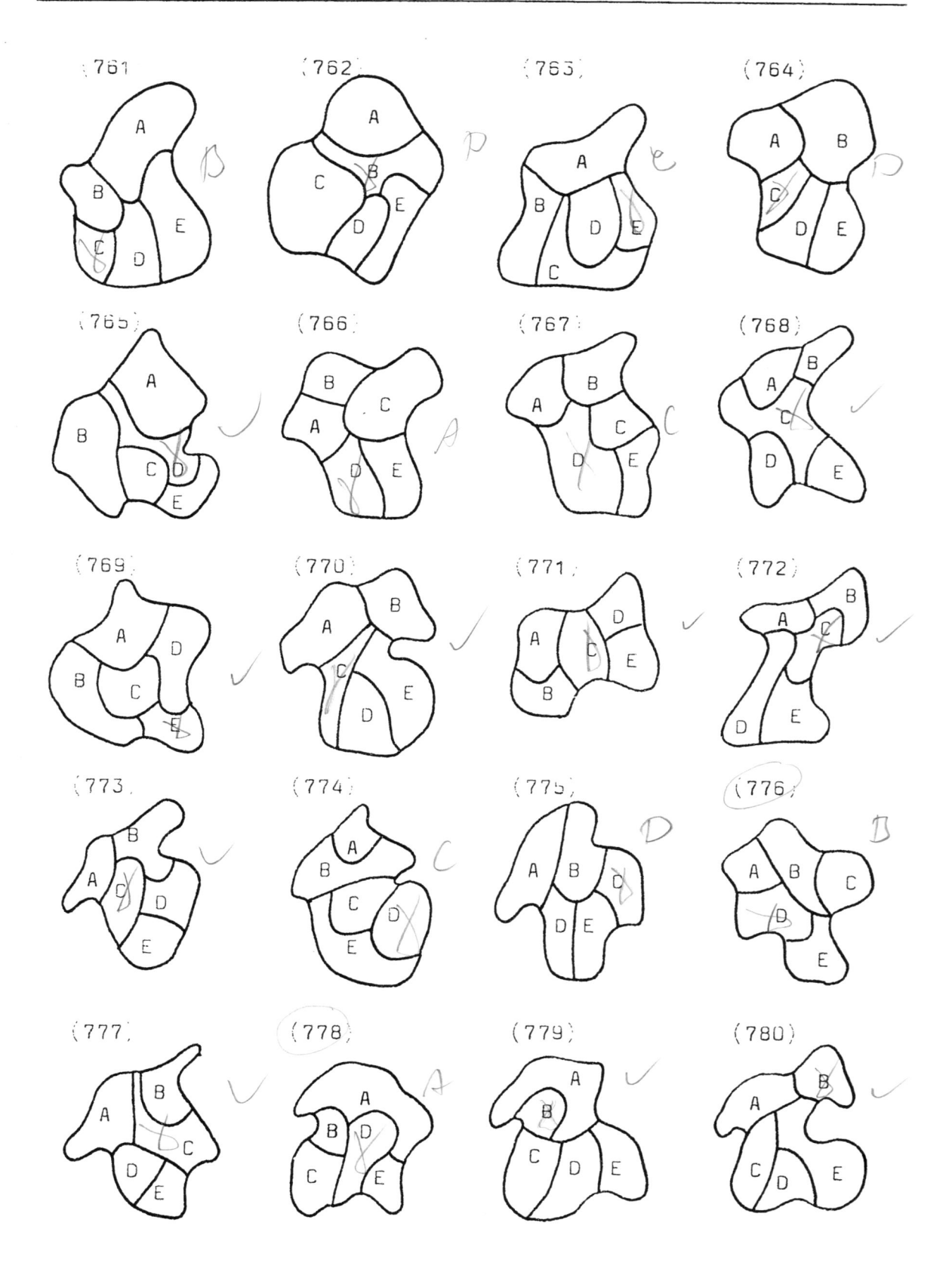

Figuren lernen Nr. 20 (Reproduktionsphase)
Beantwortungszeit: 5 Minuten

Fakten lernen Nr. 20 (Reproduktionsphase)
Beantwortungszeit: 7 Minuten

781) Frau Konstantin arbeitet als ...

(A) Schwesternschülerin
(B) Bürgermeisterin
(C) Photographin
(D) Computeranimateurin
(E) Fachhochschülerin

782) Unter einer chronischen Pankreatitis leidet ...

(A) der Lotse
(B) der Stadtdirektor
(C) der Studienrat
(D) der Kameramann
(E) der Stadtverordnete

783) Der Stadtverordnete ist ...

(A) ca. 20 Jahre alt
(B) ca. 30 Jahre alt
(C) ca. 40 Jahre alt
(D) ca. 50 Jahre alt
(E) ca. 60 Jahre alt

784) Unter Herzkammerflimmern leidet ...

(A) der Schulleiter
(B) die Computeranimateurin
(C) die Musiklehrerin
(D) die Bürgermeisterin
(E) der Lotse

785) Der Stadtdirektor heißt ...

(A) Grünert
(B) Süßmilch
(C) Augustus
(D) Einstein
(E) Zangen

786) Die Photographin ist die Patientin mit ...

(A) Alzheimer-Syndrom
(B) Herzkammerflimmern
(C) Jodmangel
(D) Harnleiterentzündung
(E) Hitzekollaps

787) Herr Schwarzenbach ist von Beruf ...

(A) Leichtmatrose
(B) Stadtdirektor
(C) Steuermann
(D) Schulleiter
(E) Theologiestudent

788) Picklig ist ...

(A) Frau Grünert
(B) Herr Hammer
(C) Herr Heisenberg
(D) Herr Nagel
(E) Frau Konstantin

789) Entmündigt ist die Patientin mit ...

(A) Kehlkopfkrebs
(B) Blinddarmreizung
(C) Bluthochdruck
(D) Alzheimer-Syndrom
(E) Zerrung

790) Ca. 50 Jahre alt ist ...

(A) der rothaarige Patient
(B) die verschmuste Patientin
(C) der beleibte Patient
(D) der strenge Patient
(E) die grünäugige Patientin

791) Der Schulleiter hat ...

(A) Jodmangel
(B) einen fauligen Stuhl
(C) Knochenmarkkrebs
(D) Gedächnisstörungen
(E) Bluthochdruck

792) Verarmt ist der Patient mit ...

(A) Alkalose
(B) Bluthochdruck
(C) fauligem Stuhl
(D) Blinddarmreizung
(E) chronischer Pankreatitis

793) Die Computeranimateurin heißt ...

(A) Western
(B) Rotdorn
(C) Planck
(D) Nordmann
(E) Schwarzenbach

794) An Knochenmarkkrebs erkrankt ist ein ...

(A) ca. 20jähriger Patient
(B) ca. 30jähriger Patient
(C) ca. 40jähriger Patient
(D) ca. 50jähriger Patient
(E) ca. 60jähriger Patient

795) Der Patient mit Alkalose ist von Beruf ...

(A) Kameramann
(B) Leichtmatrose
(C) Theologiestudent
(D) Schulleiter
(E) Stadtverordneter

796) Am Alzheimer-Syndrom leidet ...

(A) die Musiklehrerin
(B) der Stadtdirektor
(C) der Studienrat
(D) der Lotse
(E) der Schulleiter

797) Die Schwesternschülerin ist ...

(A) ca. 20 Jahre alt
(B) ca. 30 Jahre alt
(C) ca. 40 Jahre alt
(D) ca. 50 Jahre alt
(E) ca. 60 Jahre alt

798) Die Fachhochschülerin ist ...

(A) arbeitsscheu
(B) rothaarig
(C) verschmust
(D) picklig
(E) gesetzestreu

799) Harnleiterentzündung lautet die Diagnose für Herrn/Frau ...

(A) Schwarzenbach
(B) Hammer
(C) Heisenberg
(D) Hadrian
(E) Zangen

800) Ca. 40 Jahre alt ist die Patientin mit ...

(A) Bluthochdruck
(B) Jodmangel
(C) Zerrung
(D) Bisswunden
(E) Alzheimer-Syndrom

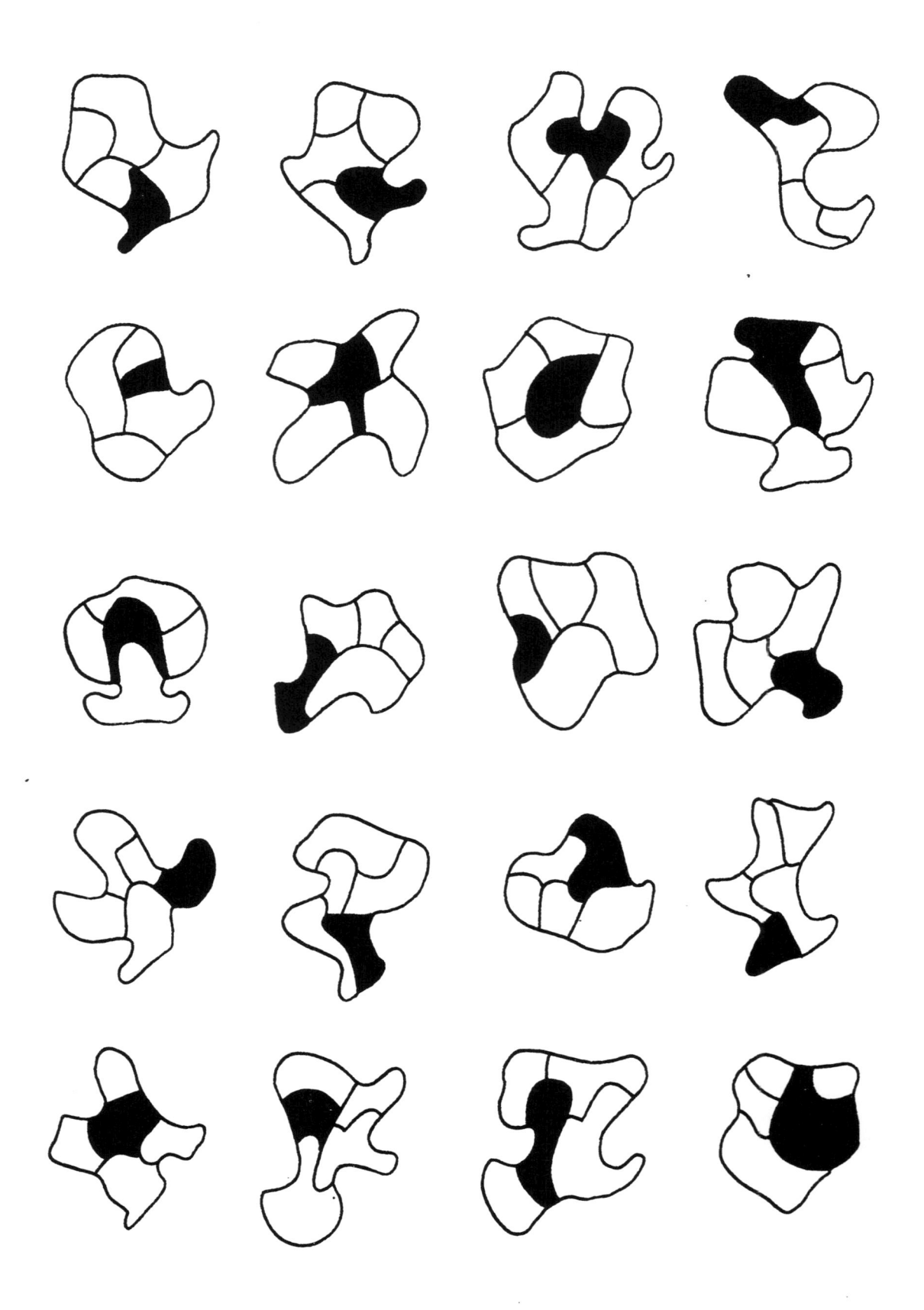

Figuren lernen Nr. 21 (Einprägephase) Lernzeit: 4 Minuten

Fakten lernen Nr. 21 (Einprägephase) Lernzeit: 6 Minuten

Wiesenbacher	ca. 25 Jahre, Stabsärztin, verschwenderisch, Lähmungen
Felder	ca. 25 Jahre, Zeitsoldat, Briefmarkensammler, Nervenkrankheit
van Ackeren	ca. 25 Jahre, Söldner, ökologisch interessiert, Fischvergiftung
Gesell	ca. 35 Jahre, Buntmetallhändlerin, Pferdenärrin, Nesselsucht
Arbeiter	ca. 35 Jahre, Eisenwarenhändler, verschuldet, Erschöpfung
Lehrjung	ca. 35 Jahre, Verschrottungsunternehmerin, frisch verheiratet, Hitzewallungen
Sparbier	ca. 45 Jahre, Funkerin, unpünktlich, Asbestlunge
Pilsner	ca. 45 Jahre, Strahlenschutzbeauftragter, parteilos, Magenübersäuerung
Weinert	ca. 45 Jahre, Radio- und Fernsehtechniker, Berliner, Überarbeitung
Sattler	ca. 55 Jahre, Bergmann, ruhelos, Staublunge
Trense	ca. 55 Jahre, Mineralogin, vermögend, Dauerschluckauf
Zügeler	ca. 55 Jahre, Bohrarbeiter, Schmetterlingssammler, Nervenzusammenbruch
Netter	ca. 65 Jahre, Anlageberaterin, Hamburgerin, Influenza
Hübsch	ca. 65 Jahre, Bankkassierer, Münzsammler, Erfrierungen
Schöne	ca. 65 Jahre, Börsenberater, verschlagen, Nierenentzündung

(Mindestens eine Stunde Pause!)

Figuren lernen Nr. 21 (Reproduktionsphase)
Beantwortungszeit: 5 Minuten

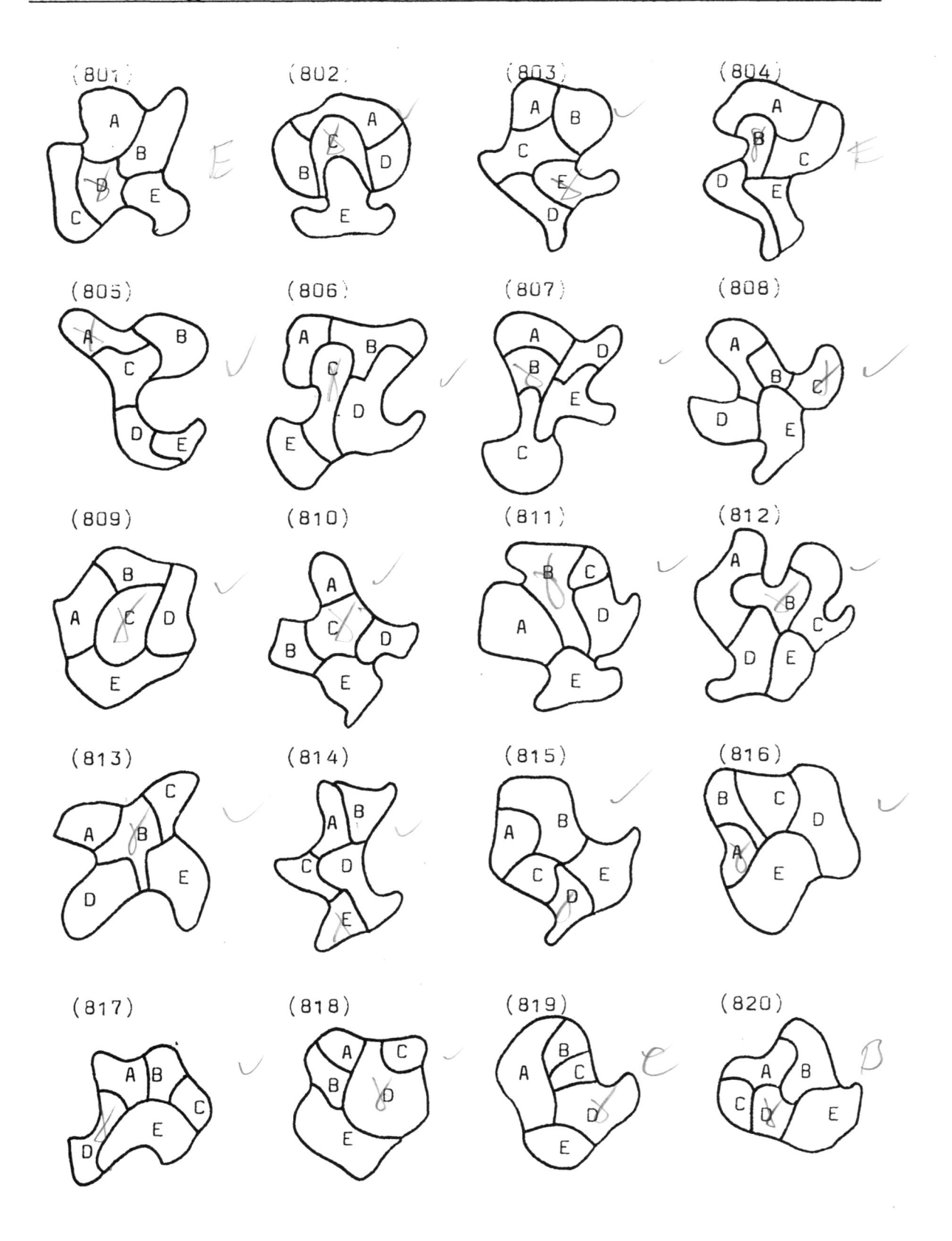

Fakten lernen Nr. 21 (Reproduktionsphase)
Beantwortungszeit: 7 Minuten

821) Frau Wiesenbacher ist ...

(A) Buntmetallhändlerin
(B) Stabsärztin
(C) Anlageberaterin
(D) Funkerin
(E) Verschrottungs-
unternehmerin

822) Unter einer Staublunge leidet ...

(A) die Mineralogin
(B) die Funkerin
(C) der Bergmann
(D) der Söldner
(E) der Eisenwarenhändler

823) Die Verschrottungs-unternehmerin ist ...

(A) ca. 25 Jahre alt
(B) ca. 35 Jahre alt
(C) ca. 45 Jahre alt
(D) ca. 55 Jahre alt
(E) ca. 65 Jahre alt

824) Magenübersäuerung lautet die Diagnose für Herrn/Frau ...

(A) Weinert
(B) Wiesenbacher
(C) Pilsner
(D) Zügeler
(E) Netter

825) Ökologisch interessiert ist der Patient mit ...

(A) Dauerschluckauf
(B) Fischvergiftung
(C) Nervenzusammenbruch
(D) Erfrierungen
(E) Hitzewallungen

826) Verschuldet ist Herr/Frau ...

(A) Arbeiter
(B) Felder
(C) Schöne
(D) Sattler
(E) Gesell

827) Der Berliner Radio- und Fernsehtechniker heißt ...

(A) Weinert
(B) Sparbier
(C) Hübsch
(D) Pilsner
(E) Felder

828) Die Pferdenärrin ist die Patientin mit ...

(A) Nesselsucht
(B) Magenübersäuerung
(C) Fischvergiftung
(D) Erschöpfung
(E) Nervenzusammenbruch

829) Der Schmetterlingssammler arbeitet beruflich als ...

(A) Söldner
(B) Zeitsoldat
(C) Bankkassierer
(D) Bohrarbeiter
(E) Radio- und Fernseh-
techniker

830) Die Diagnose für die Funkerin lautet ...

(A) Staublunge
(B) Erschöpfung
(C) Lähmungen
(D) Asbestlunge
(E) Nierenentzündung

831) Ca. 55 Jahre alt ist ...

(A) der Börsenberater
(B) der Eisenwarenhändler
(C) der Strahlenschutz-
    beauftragte
(D) der Bergmann
(E) der Radio- und Fernseh-
    techniker

832) Die Mineralogin heißt ...

(A) Lehrjung
(B) Weinert
(C) Netter
(D) Trense
(E) Gesell

833) Herr Weinert ist ...

(A) Radio- und Fernseh-
    techniker
(B) Söldner
(C) Bankkassierer
(D) Zeitsoldat
(E) Bohrarbeiter

834) Die Diagnose für die ca.
     45jährige Patientin lautet ...

(A) Hitzewallungen
(B) Asbestlunge
(C) Lähmungen
(D) Magenübersäuerung
(E) Influenza

835) Herr Pilsner arbeitet als ...

(A) Strahlenschutz-
    beauftragter
(B) Bergmann
(C) Börsenberater
(D) Eisenwarenhändler
(E) Bohrarbeiter

836) Der Bohrarbeiter ist ...

(A) ca. 25 Jahre alt
(B) ca. 35 Jahre alt
(C) ca. 45 Jahre alt
(D) ca. 55 Jahre alt
(E) ca. 65 Jahre alt

837) Der Börsenberater leidet an ...

(A) Influenza
(B) Nesselsucht
(C) Nervenzusammenbruch
(D) Erschöpfung
(E) Nierenentzündung

838) Der Briefmarkensammler ist ...

(A) ca. 25 Jahre alt
(B) ca. 35 Jahre alt
(C) ca. 45 Jahre alt
(D) ca. 55 Jahre alt
(E) ca. 65 Jahre alt

839) Herr van Ackeren ist der
     Patient mit ...

(A) Asbestlunge
(B) Fischvergiftung
(C) Nervenzusammenbruch
(D) Nierenentzündung
(E) Magenübersäuerung

840) Der Münzsammler heißt ...

(A) Sparbier
(B) Sattler
(C) Weinert
(D) van Ackeren
(E) Hübsch

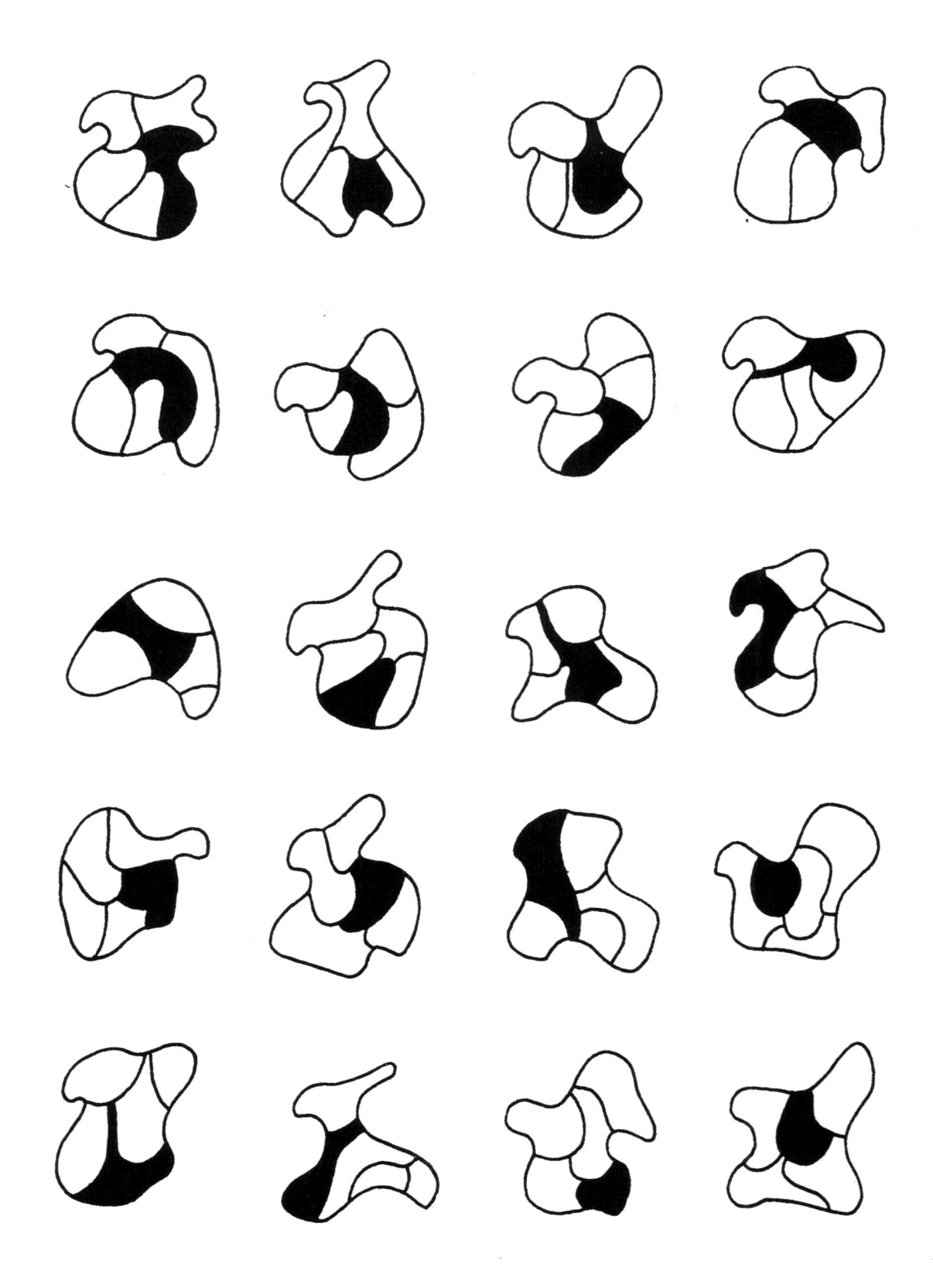

Figuren lernen Nr. 22 (Einprägephase)   **Lernzeit: 4 Minuten**

Fakten lernen Nr. 22 (Einprägephase)   Lernzeit: 6 Minuten

Netzer	ca. 20 Jahre, Trachtenmusiker, überheblich, Psychose
Angelis	ca. 20 Jahre, Ballettänzerin, sorglos, Blutvergiftung
Fischer	ca. 20 Jahre, Chorsängerin, gutaussehend, Schuppenflechte
Donald	ca. 30 Jahre, Drehbuchautor, trinkfreudig, Leberschaden
Dagobert	ca. 30 Jahre, Tonassistentin, raffgierig, Rippenfellentzündung
Daisy	ca. 30 Jahre, Filmregisseur, tobsüchtig, Hirnhautentzündung
Suleiman	ca. 40 Jahre, Schönheitschirurg, sorgfältig, Gürtelrose
Osman	ca. 40 Jahre, HNO-Ärztin, intelligent, Neurodermitis
Mehmed	ca. 40 Jahre, Allgemeinmediziner, braungebrannt, Hepatitis
Schlosser	ca. 50 Jahre, Dirigent, einflußreich, Schlaganfall
Schließer	ca. 50 Jahre, Komponistin, hochmütig, Schock
Schlüsselmann	ca. 50 Jahre, Kapellmeister, arbeitswütig, Kreislaufschwäche
Eichenblatt	ca. 60 Jahre, Pförtner, geschäftig, Grippe
Tannenzweig	ca. 60 Jahre, Hausmeister, anspruchslos, Appetitlosigkeit
Erlenbruch	ca. 60 Jahre, Putzfrau, besserwisserisch, Papageienkrankheit

(Mindestens eine Stunde Pause!)

Figuren lernen Nr. 22 (Reproduktionsphase)
Beantwortungszeit: 5 Minuten

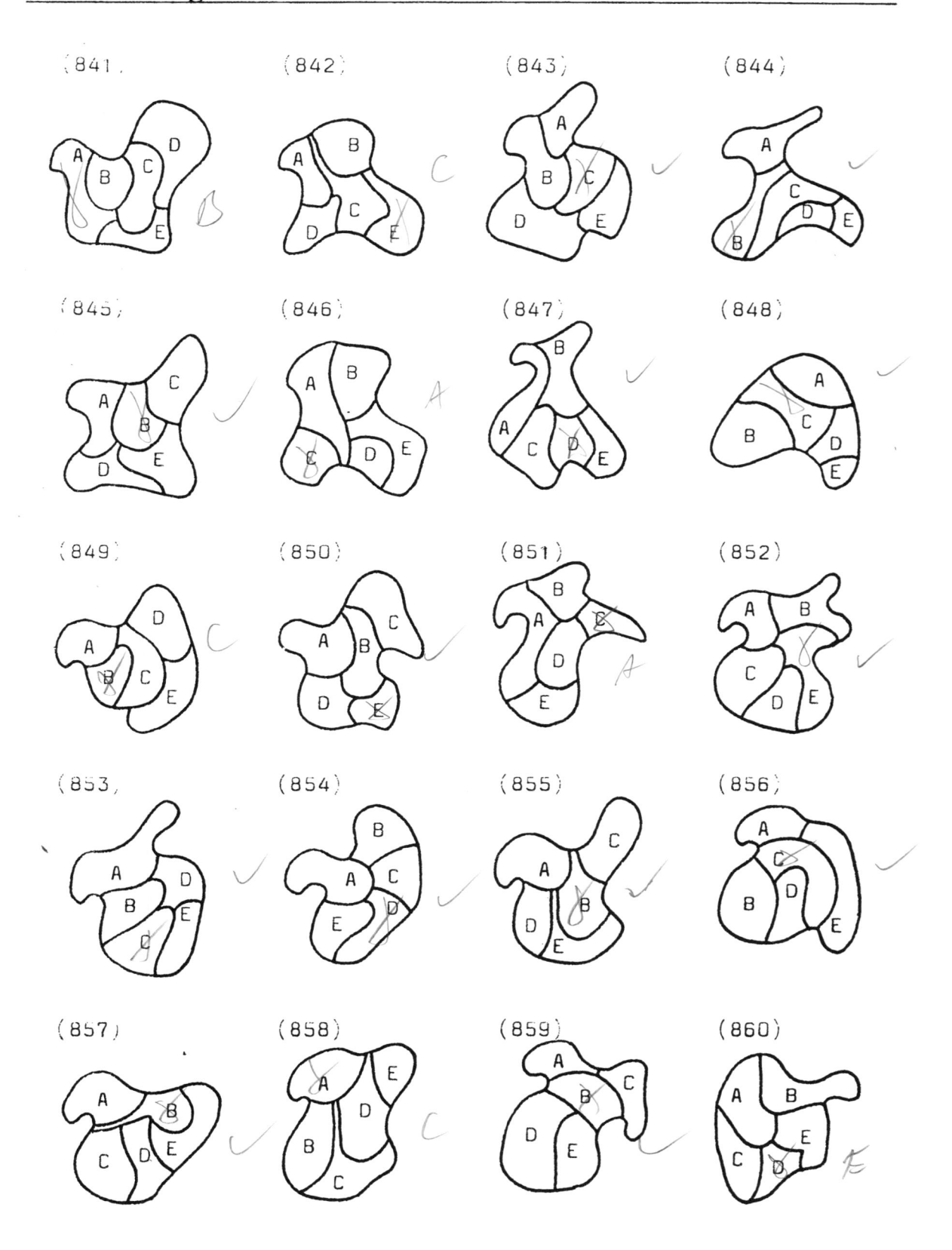

Fakten lernen Nr. 22 (Reproduktionsphase)
Beantwortungszeit: 7 Minuten

861) Der Dirigent heißt ...

(A) Suleiman
(B) Daisy
(C) Schlosser
(D) Erlenbruch
(E) Schlüsselmann

862) Der Pförtner ist der Patient mit ...

(A) Papageienkrankheit
(B) Hirnhautentzündung
(C) Blutvergiftung
(D) Schlaganfall
(E) Grippe

863) Intelligent ist ...

(A) die Tonassistentin
(B) die HNO-Ärztin
(C) die Komponistin
(D) der Dirigent
(E) der Schönheitschirurg

864) Die ca. 30jährige Patientin ist ...

(A) einflußreich
(B) raffgierig
(C) geschäftig
(D) arbeitswütig
(E) sorglos

865) Die Ballettänzerin heißt ...

(A) Mehmed
(B) Angelis
(C) Dagobert
(D) Osman
(E) Fischer

866) Der Kapellmeister leidet an ...

(A) Grippe
(B) Schlaganfall
(C) Schuppenflechte
(D) Rippenfellentzündung
(E) Kreislaufschwäche

867) Die Diagnose für die HNO-Ärztin lautet ...

(A) Psychose
(B) Schock
(C) Gürtelrose
(D) Neurodermitis
(E) Appetitlosigkeit

868) Unter Grippe leidet ...

(A) ein ca. 20jähriger Patient
(B) ein ca. 30jähriger Patient
(C) ein ca. 40jähriger Patient
(D) ein ca. 50jähriger Patient
(E) ein ca. 60jähriger Patient

869) Herr Schlüsselmann ist der Patient mit ...

(A) Leberschaden
(B) Hepatitis
(C) Kreislaufschwäche
(D) Schlaganfall
(E) Hirnhautentzündung

870) Unter einem Schock leidet ...

(A) die hochmütige Patientin
(B) der sorgfältige Patient
(C) der braungebrannte Patient
(D) der überhebliche Patient
(E) die besserwisserische Patientin

871) Ca. 60 Jahre alt ist ...

(A) der Kapellmeister
(B) der Allgemeinmediziner
(C) der Filmregisseur
(D) die Putzfrau
(E) der Dirigent

872) Der Filmregisseur ist der Patient mit ...

(A) Schuppenflechte
(B) Hirnhautentzündung
(C) Grippe
(D) Schlaganfall
(E) Rippenfellentzündung

873) Frau Dagobert ist ...

(A) trinkfreudig
(B) gutaussehend
(C) braungebrannt
(D) raffgierig
(E) hochmütig

874) Der Schönheitschirurg ist ...

(A) ca. 20 Jahre alt
(B) ca. 30 Jahre alt
(C) ca. 40 Jahre alt
(D) ca. 50 Jahre alt
(E) ca. 60 Jahre alt

875) Der Drehbuchautor heißt ...

(A) Donald
(B) Schließer
(C) Erlenbruch
(D) Mehmed
(E) Daisy

876) Herr Suleiman ist ...

(A) ca. 20 Jahre alt
(B) ca. 30 Jahre alt
(C) ca. 40 Jahre alt
(D) ca. 50 Jahre alt
(E) ca. 60 Jahre alt

877) Einen Schlaganfall erlitten hat Herr/Frau ...

(A) Osman
(B) Tannenzweig
(C) Netzer
(D) Donald
(E) Schlosser

878) Herr Tannenzweig arbeitet als ...

(A) Allgemeinmediziner
(B) Hausmeister
(C) Drehbuchautor
(D) Trachtenmusiker
(E) Pförtner

879) Frau Angelis ist ...

(A) sorglos
(B) anspruchslos
(C) arbeitswütig
(D) gutaussehend
(E) besserwisserisch

880) Sorglos ist die Patientin mit ...

(A) Appetitlosigkeit
(B) Psychose
(C) Gürtelrose
(D) Blutvergiftung
(E) Leberschaden

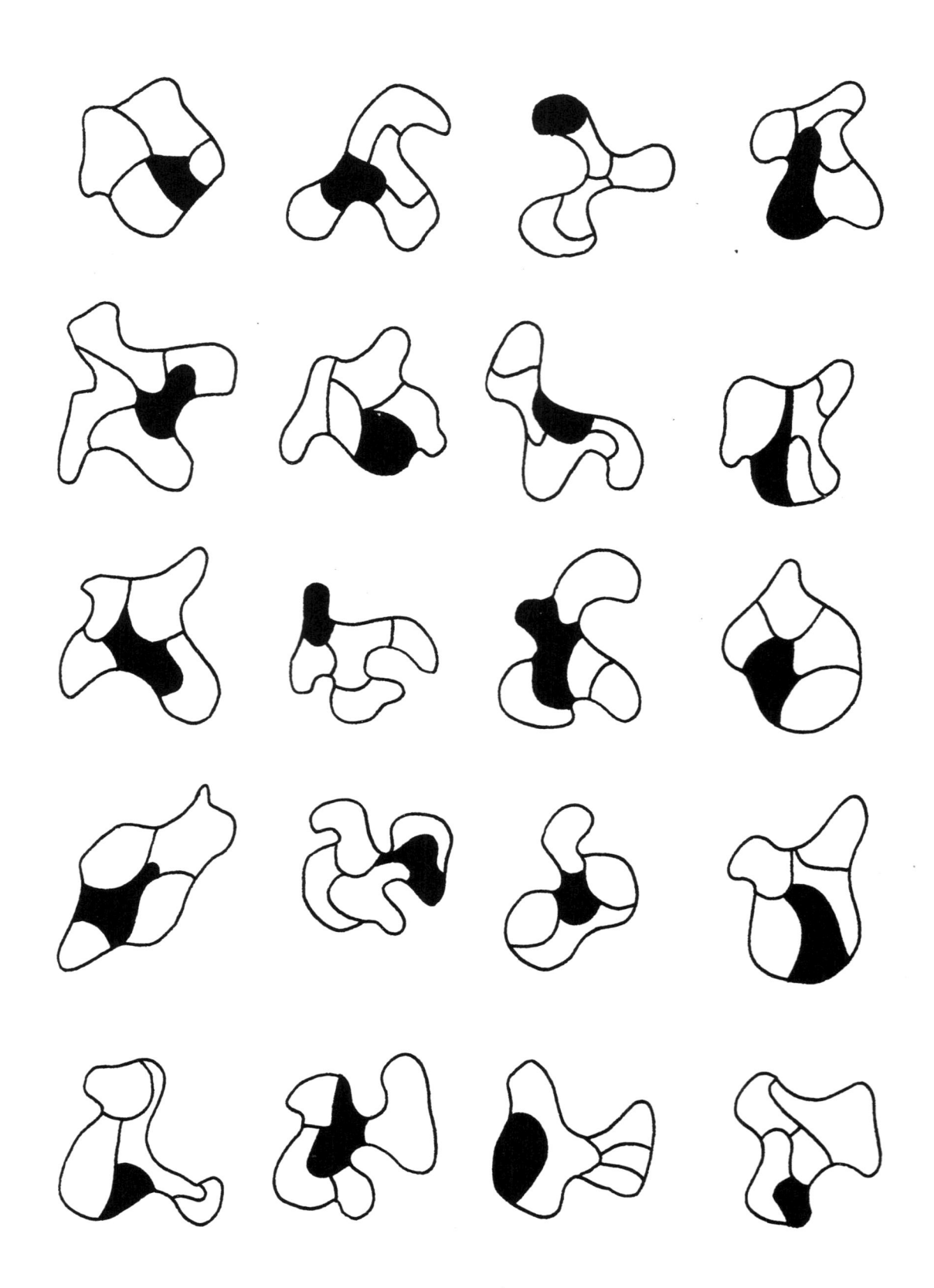

Figuren lernen Nr. 23 (Einprägephase)   **Lernzeit: 4 Minuten**

Fakten lernen Nr. 23 (Einprägephase)　　　Lernzeit: 6 Minuten

Ruhe	ca. 25 Jahre, Bardame, gelenkig, Armfraktur
Stiller	ca. 25 Jahre, Rauswerfer, kenntnisreich, Keuchhusten
Schweiger	ca. 25 Jahre, Animiermädchen, gehemmt, Schädelfraktur
Schwager	ca. 35 Jahre, Kabarettistin, erotisch, Herpes
Vetter	ca. 35 Jahre, Clown, abgespannt, Schüttelfrost
Bruder	ca. 35 Jahre, Komiker, verschlossen, Nickelallergie
Sonnenburg	ca. 45 Jahre, Schriftsteller, bewundert, Übergewicht
Merseburg	ca. 45 Jahre, Sachbuchautor, kämpferisch, Legionärskrankheit
Meerburg	ca. 45 Jahre, Drehbuchautorin, bezaubernd, Sprachstörungen
Wurster	ca. 55 Jahre, Detektiv, integer, Streßsymptome
Fleischer	ca. 55 Jahre, Kriminaldirektorin, dünkelhaft, Schlaflosigkeit
Metzger	ca. 55 Jahre, Geheimdienstchef, verschwiegen, Angstzustände
Mechtersheim	ca. 65 Jahre, Ruheständler, Genußmensch, Lungenkrebs
Heimersheim	ca. 65 Jahre, Rentner, verbissen, Erstickungsanfälle
Hohenheim	ca. 65 Jahre, Pensionär, verbittert, Krämpfe

(Mindestens eine Stunde Pause!)

Figuren lernen Nr. 23 (Reproduktionsphase)
Beantwortungszeit: 5 Minuten

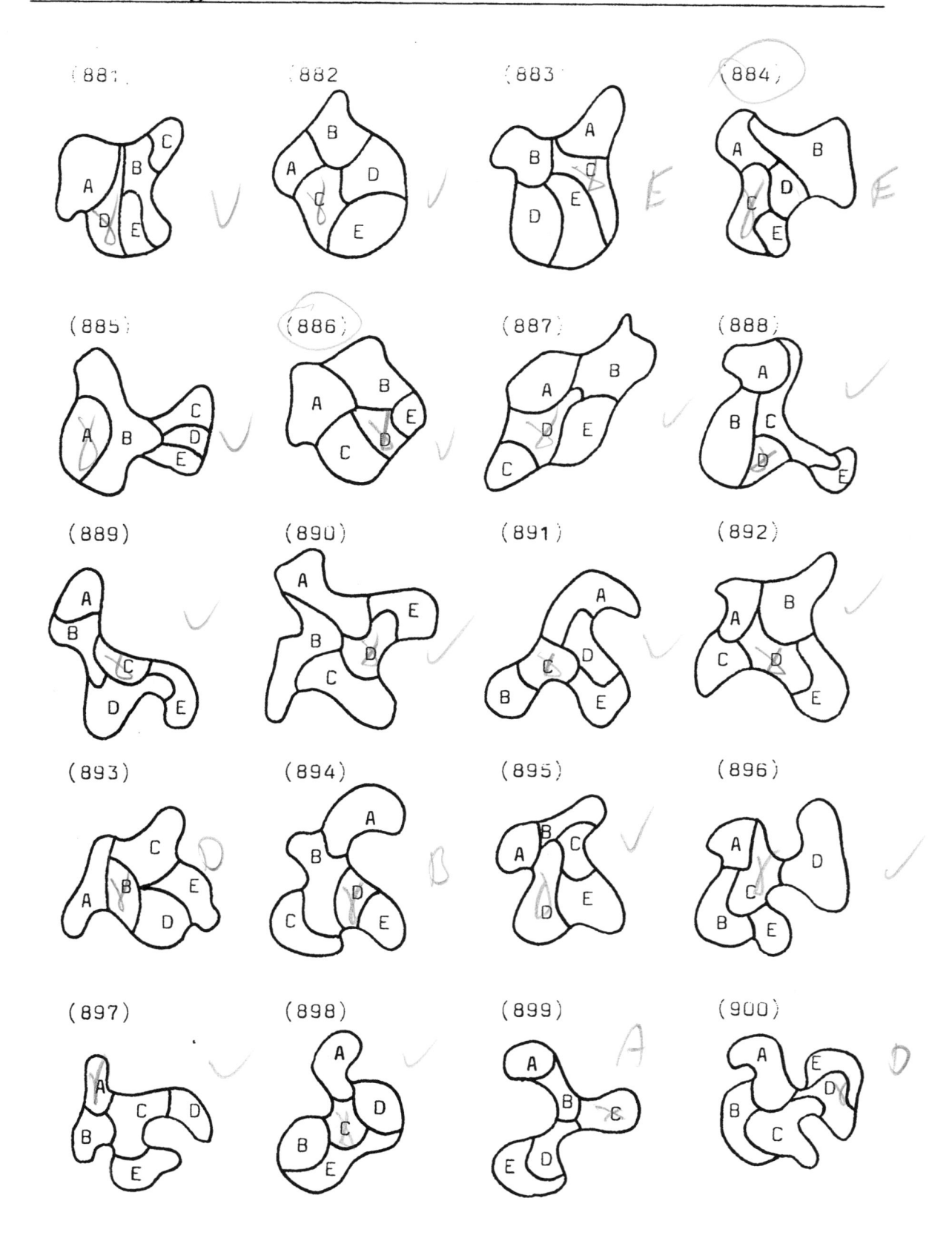

Fakten lernen Nr. 23 (Reproduktionsphase)
Beantwortungszeit: 7 Minuten

901) Herr Wurster ist ...

(A) verschwiegen
(B) verbittert
(C) verschlossen
(D) integer
(E) gehemmt

902) Die an Schlaflosigkeit leidende Patientin heißt ...

(A) Metzger
(B) Schweiger
(C) Fleischer
(D) Vetter
(E) Heimersheim

903) Ca. 55 Jahre alt ist ...

(A) die Kriminaldirektorin
(B) der Schriftsteller
(C) der Komiker
(D) der Clown
(E) der Rentner

904) An der Legionärskrankheit erkrankt ist Herr/Frau ...

(A) Metzger
(B) Schweiger
(C) Schwager
(D) Merseburg
(E) Hohenheim

905) Das Animiermädchen heißt ...

(A) Fleischer
(B) Schweiger
(C) Sonnenburg
(D) Bruder
(E) Ruhe

906) Unter Übergewicht leidet ...

(A) der Pensionär
(B) der Sachbuchautor
(C) der Ruheständler
(D) der Clown
(E) der Schriftsteller

907) Der Clown ist der Patient mit ...

(A) Erstickungsanfällen
(B) Schlaflosigkeit
(C) Sprachstörungen
(D) Schädelfraktur
(E) Schüttelfrost

908) Frau Meerburg leidet an ...

(A) Keuchhusten
(B) Krämpfen
(C) Sprachstörungen
(D) Angstzuständen
(E) Nickelallergie

909) Die Diagnose für den kenntnisreichen Patienten lautet ...

(A) Lungenkrebs
(B) Angstzustände
(C) Übergewicht
(D) Schädelfraktur
(E) Keuchhusten

910) Der Geheimdienstchef ist ...

(A) ca. 25 Jahre alt
(B) ca. 35 Jahre alt
(C) ca. 45 Jahre alt
(D) ca. 55 Jahre alt
(E) ca. 65 Jahre alt

911) Herr Heimersheim ist ...

(A) ca. 25 Jahre alt
(B) ca. 35 Jahre alt
(C) ca. 45 Jahre alt
(D) ca. 55 Jahre alt
(E) ca. 65 Jahre alt

912) An Herpes erkrankt ist ...

(A) der abgespannte Patient
(B) die erotische Patientin
(C) der Genußmensch
(D) der bewunderte Patient
(E) die bezaubernde Patientin

913) Eine Schädelfraktur erlitten hat Herr/Frau ...

(A) Schweiger
(B) Hohenheim
(C) Fleischer
(D) Meerburg
(E) Schwager

914) Unter Sprachstörungen leidet ...

(A) die dünkelhafte Patientin
(B) der verschlossene Patient
(C) der integere Patient
(D) die bezaubernde Patientin
(E) die erotische Patientin

915) Ein ca. 45jähriger Patient ist ...

(A) Rauswerfer
(B) Komiker
(C) Schriftsteller
(D) Detektiv
(E) Rentner

916) Verschlossen ist Herr/Frau ...

(A) Stiller
(B) Bruder
(C) Sonnenburg
(D) Hohenheim
(E) Wurster

917) Die Bardame heißt ...

(A) Metzger
(B) Stiller
(C) Merseburg
(D) Mechtersheim
(E) Ruhe

918) Ein Genußmensch ist der Patient mit ...

(A) Herpes
(B) Lungenkrebs
(C) Krämpfen
(D) Streßsymptomen
(E) Nickelallergie

919) Der verbitterte Patient ist ...

(A) ca. 25 Jahre alt
(B) ca. 35 Jahre alt
(C) ca. 45 Jahre alt
(D) ca. 55 Jahre alt
(E) ca. 65 Jahre alt

920) Die Diagnose für die ca. 35 Jahre alte Patientin lautet ...

(A) Schädelfraktur
(B) Schlaflosigkeit
(C) Armfraktur
(D) Herpes
(E) Erstickungsanfälle

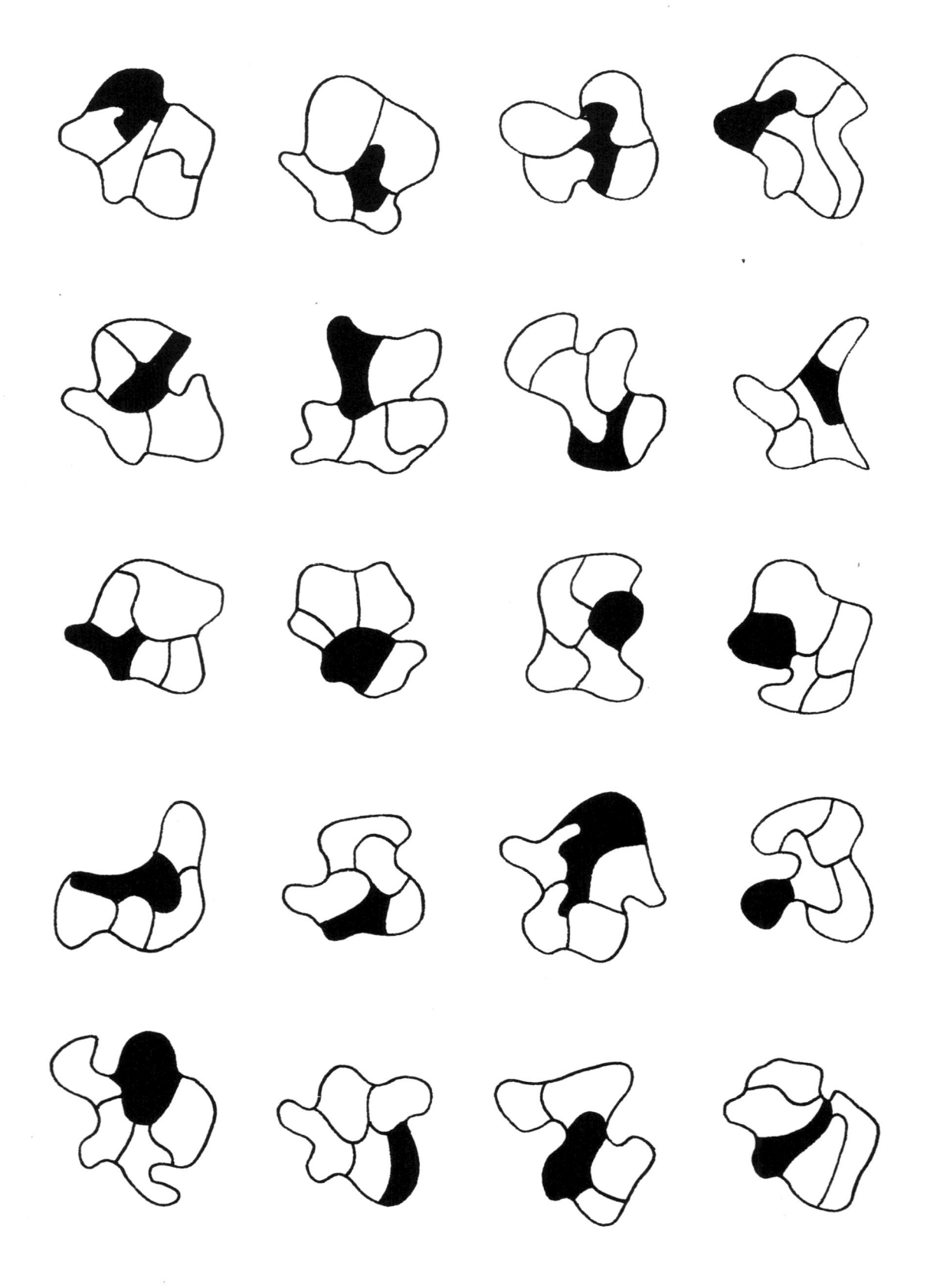

Figuren lernen Nr. 24 (Einprägephase) **Lernzeit: 4 Minuten**

Fakten lernen Nr. 24 (Einprägephase)   Lernzeit: 6 Minuten

Schimmel	ca. 20 Jahre, Dressman, modebewußt, Abzeß
Rappe	ca. 20 Jahre, Mannequin, ehrlich, Ekzeme
Brauner	ca. 20 Jahre, Modistin, träumerisch, Schlafkrankheit
Städtler	ca. 30 Jahre, Chemielaborantin, zugeknöpft, Gallenkolik
Dorfmann	ca. 30 Jahre, Lebensmittelchemiker, raffiniert, Gasvergiftung
Ortlieb	ca. 30 Jahre, Physikochemiker, überängstlich, Rückgratstauchung
Lampe	ca. 40 Jahre, Drogistin, wenig sportlich, Muskelzerrung
Lichtenberg	ca. 40 Jahre, Apothekerin, Tischtennisfan, Gelenkkapselriß
Kerzenbach	ca. 40 Jahre, Pharmareferent, treuherzig, Darmverschluß
Otto	ca. 50 Jahre, Geograph, Wandervogel, Zeckenbiß
Sterling	ca. 50 Jahre, Landvermesser, Hasenfuß, Pocken
Diesel	ca. 50 Jahre, Karthographin, Konzertliebhaberin, Muskelfaserriß
Freitag	ca. 60 Jahre, Schriftsetzer, häuslich, Magenkrämpfe
Montag	ca. 60 Jahre, Zeitungsverleger, wohlbeleibt, Kiefersperre
Sonntag	ca. 60 Jahre, Chefredakteur, erwerbsunfähig, Nasenbeinbruch

(Mindestens eine Stunde Pause!)

Figuren lernen Nr. 24 (Reproduktionsphase)
Beantwortungszeit: 5 Minuten

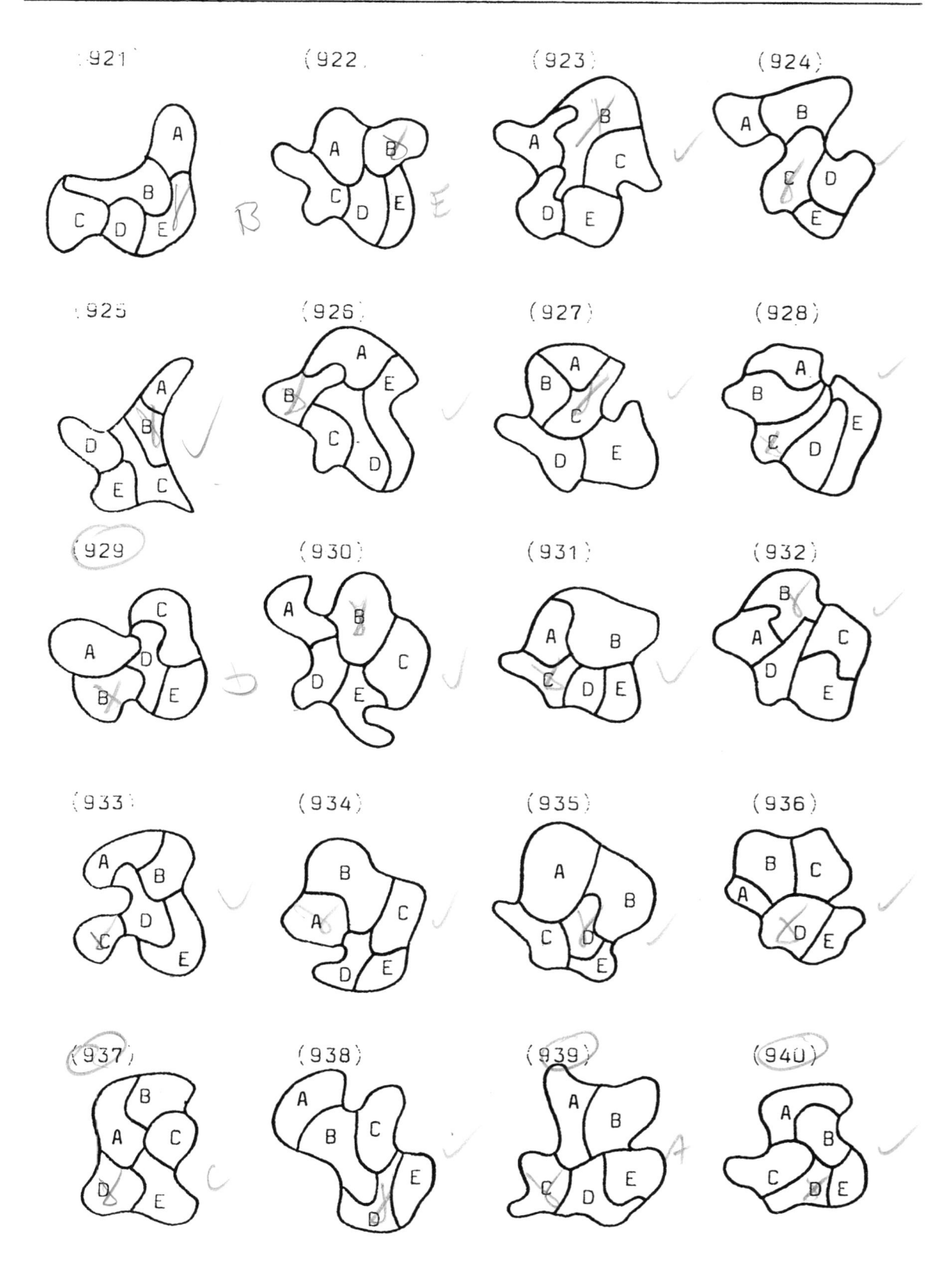

Fakten lernen Nr. 24 (Reproduktionsphase)
Beantwortungszeit: 7 Minuten

941) Herr Dorfmann ist ...

(A) Physikochemiker
(B) Dressman
(C) Schriftsetzer
(D) Lebensmittelchemiker
(E) Pharmareferent

942) Frau Lichtenberg leidet an ...

(A) einem Abzeß
(B) einer Gallenkolik
(C) einer Rückgratstauchung
(D) einem Gelenkkapselriß
(E) Magenkrämpfen

943) Ca. 40 Jahre ist Herr/Frau ...

(A) Städtler
(B) Lichtenberg
(C) Sterling
(D) Rappe
(E) Sonntag

944) Unter einem Muskelfaserriß leidet Herr/Frau ...

(A) Otto
(B) Diesel
(C) Lampe
(D) Ortlieb
(E) Montag

945) Ca. 20 Jahre alt ist ...

(A) der modebewußte Patient
(B) der Hasenfuß
(C) der Wandervogel
(D) der raffinierte Patient
(E) die Konzertliebhaberin

946) Herr Sterling ist ...

(A) ca. 20 Jahre alt
(B) ca. 30 Jahre alt
(C) ca. 40 Jahre alt
(D) ca. 50 Jahre alt
(E) ca. 60 Jahre alt

947) Überängstlich ist der Patient ...

(A) mit Darmverschluß
(B) mit Kiefersperre
(C) mit Magenkrämpfen
(D) mit einem Zeckenbiß
(E) mit einer Rückgratstauchung

948) Der Tischtennisfan heißt ...

(A) Kerzenbach
(B) Diesel
(C) Freitag
(D) Brauner
(E) Lichtenberg

949) Die Diagnose für die Apothekerin lautet ...

(A) Rückgratstauchung
(B) Nasenbeinbruch
(C) Muskelzerrung
(D) Gelenkkapselriß
(E) Muskelfaserriß

950) Wenig sportlich ist ...

(A) der Dressman
(B) der Zeitungsverleger
(C) die Drogistin
(D) der Chefredakteur
(E) das Mannequin

951) Herr Kerzenbach ist ...

(A) ca. 20 Jahre alt
(B) ca. 30 Jahre alt
(C) ca. 40 Jahre alt
(D) ca. 50 Jahre alt
(E) ca. 60 Jahre alt

952) Der Lebensmittelchemiker ist der Patient mit ...

(A) Gallenkolik
(B) Zeckenbiß
(C) Magenkrämpfen
(D) Gelenkapselriß
(E) Gasvergiftung

953) Die Chemielaborantin ist ...

(A) ehrlich
(B) zugeknöpft
(C) häuslich
(D) wohlbeleibt
(E) wenig sportlich

954) Schlafkrankheit war die Diagnose für Herrn/Frau ...

(A) Sterling
(B) Brauner
(C) Lampe
(D) Rappe
(E) Otto

955) Der Landvermesser ist ...

(A) ca. 20 Jahre alt
(B) ca. 30 Jahre alt
(C) ca. 40 Jahre alt
(D) ca. 50 Jahre alt
(E) ca. 60 Jahre alt

956) Die Modistin leidet an ...

(A) Ekzemen
(B) einer Gasvergiftung
(C) der Schlafkrankheit
(D) Pocken
(E) einer Kiefersperre

957) Die Diagnose für Herrn Ortlieb lautet ...

(A) Rückgratstauchung
(B) Gallenkolik
(C) Magenkrämpfe
(D) Muskelzerrung
(E) Nasenbeinbruch

958) Der Dressman leidet an ...

(A) einem Darmverschluß
(B) einer Gallenkolik
(C) einer Kiefersperre
(D) einem Abzeß
(E) Pocken

959) Der erwerbsunfähige Patient erlitt ...

(A) einen Muskelfaserriß
(B) einen Nasenbeinbruch
(C) eine Gasvergiftung
(D) eine Gallenkolik
(E) Magenkrämpfe

960) Die Karthographin hat ...

(A) einen Muskelfaserriß
(B) Ekzeme
(C) Pocken
(D) eine Muskelzerrung
(E) einen Zeckenbiß

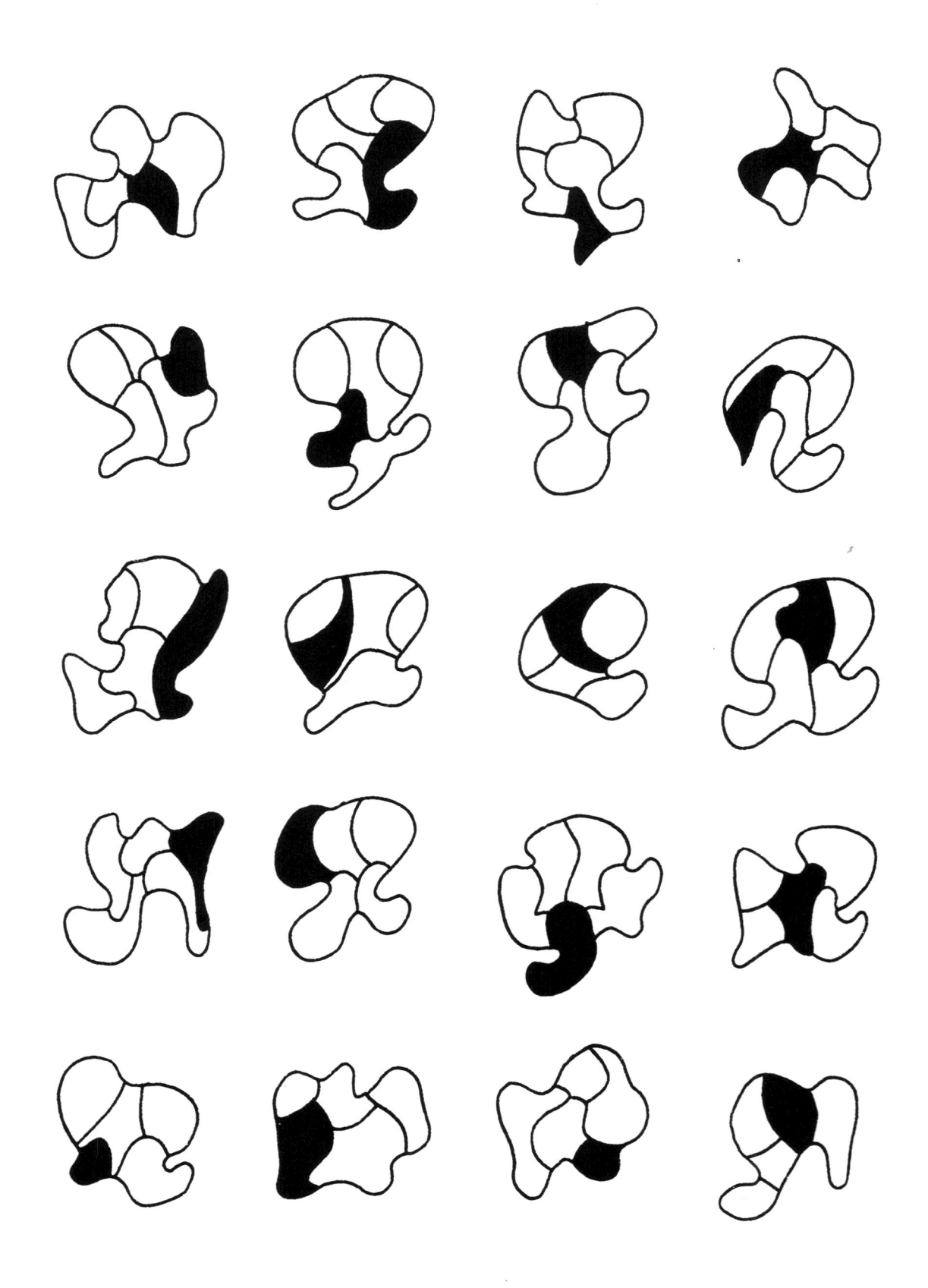

Figuren lernen Nr. 25 (Einprägephase)   **Lernzeit: 4 Minuten**

Fakten lernen Nr. 25 (Einprägephase)   Lernzeit: 6 Minuten

Dreisaitl	ca. 20 Jahre, Harfinistin, Wunderkind, Hörschwäche
Vierteler	ca. 20 Jahre, Flötist, Wichtigtuer, Wachstumsstörungen
Zwölfer	ca. 20 Jahre, Trompeter, überschwenglich, Erfrierungen
Pflümli	ca. 35 Jahre, Privatdetektiv, gerissen, Kieferbruch
Kirschwasser	ca. 35 Jahre, Geheimdienstagentin, belesen, Schwangerschaft
Obstler	ca. 35 Jahre, Polizeihauptwachtmeister, geruhsam, Lungenriß
Busch	ca. 45 Jahre, Glaser, im Urlaub, Verbrennungen
Bäumler	ca. 45 Jahre, Glasbläser, erfinderisch, Atemlosigkeit
Krauter	ca. 45 Jahre, Fensterputzerin, betriebsam, Menstruationsstörungen
Haferle	ca. 55 Jahre, Bettler, abergläubisch, Unterernährung
Rogge	ca. 55 Jahre, Landstreicherin, mißtrauisch, Vitaminmangel
Gerstenmaier	ca. 55 Jahre, Kleinkrimineller, eingeschüchtert, Schließmuskelschwäche
Fontane	ca. 65 Jahre, Wachmann, genießerisch, Wurminfektion
Lafontaine	ca. 65 Jahre, Garderobiere, betulich, Verstauchung
Fontanella	ca. 65 Jahre, Nachtwächter, gemütlich, Venenverschluß

(Mindestens eine Stunde Pause!)

MEDI*TRAIN*
Zentralstelle für Testtraining des
Institut für Testforschung & Testtraining Köln

**bietet 4- 5-tägige
EMS-Intensiv-Trainingsseminare**

- Schulung anhand Ihnen unbekannter EMS-Übungsaufgaben
- Simulation des Tests zur Erkennung von Stärken und Schwächen
- Wir vermitteln Ihnen effektive Lösungs- und Arbeitsstrategien für die verschiedenen Aufgabentypen des EMS
- Sie üben effektive Konzentrations- und Entspannungstechniken. Entspannt arbeiten Sie konzentrierter und schaffen mehr Testaufgaben als unter Stress
- Sie erfahren wie Ihre „Konkurrenten" arbeiten und sich zusätzlich auf den EMS vorbereiten
- Sie lernen, auf welches Arbeitstempo Sie sich bei de Bearbeitung der einzelnen Untertests einstellen müssen
- Während der Testsimulation werden Sie von einem Trainer beobachtet, der Ihr Verhalten registriert, analysiert und Sie individuell berät
- In einem speziellen Mathematiktraining erarbeiten wir mit Ihnen die mathematisch-physikalischen Grundlagen zur Bewältigung des Untertests „Quantitative und formale Probleme"
- Sie lernen Punkte zu machen, wo das schnell und sicher möglich ist

Unsere von Testexperten mit Universitätsausbildung geleiteten professionellen Trainingsseminare können Sie in ZÜRICH, BASEL, BERN, LUZERN, WIEN, GRAZ, INNSBRUCK, SALZBURG, KLAGENFURT, MÜNCHEN, FRANKFURT, STUTTGART, KÖLN, HAMBURG und BERLIN buchen. Fordern Sie kostenlos und unverbindlich unser ausführliches Informationsmaterial an.

MEDI*TRAIN*
Zentralstelle für Testtraining des
INSTITUT FÜR TESTFORSCHUNG & TESTTRAINNG KÖLN
Feldblumenweg 38 – D-50858 Köln – Tel.: 0049221481789

WWW.EMS-EIGNUNGSTEST.CH

Unser Ziel ist Ihr Erfolg! Und für den setzen wir uns kompromisslos ein!

Figuren lernen Nr. 25 (Reproduktionsphase)
Beantwortungszeit: 5 Minuten

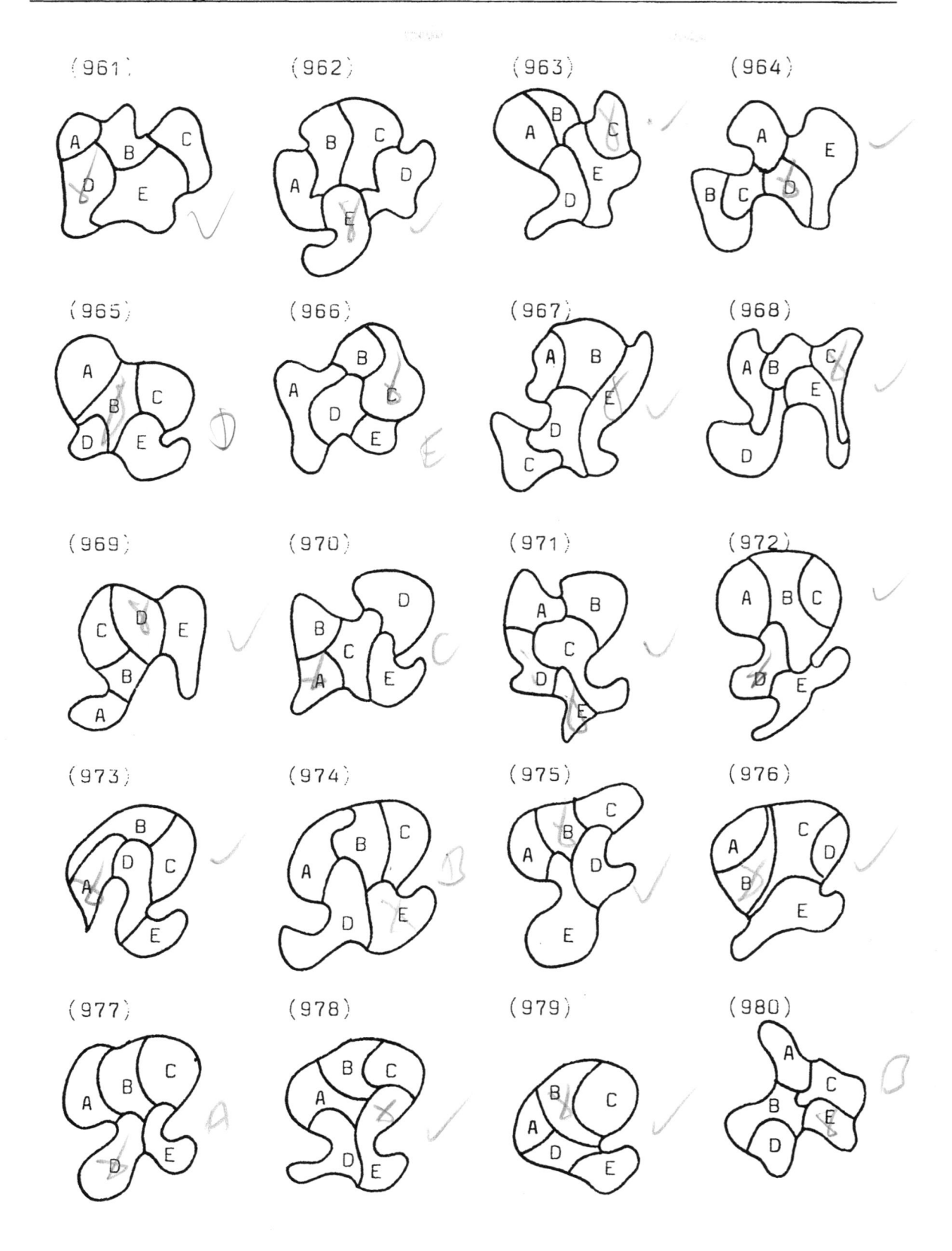

Fakten lernen Nr. 25 (Reproduktionsphase)
Beantwortungszeit: 7 Minuten

981) Herr Gerstenmaier ist ...

(A) ein Wichtigtuer
(B) belesen
(C) genießerisch
(D) überschwenglich
(E) eingeschüchtert

982) Der Polizeihauptwachtmeister ist der Patient mit ...

(A) Erfrierungen
(B) Kieferbruch
(C) Lungenriß
(D) Verbrennungen
(E) Vitaminmangel

983) Der Glasbläser ist ...

(A) im Urlaub
(B) mißtrauisch
(C) erfinderisch
(D) betulich
(E) betriebsam

984) Unter einer Schließmuskelschwäche leidet Herr/Frau ...

(A) Gerstenmaier
(B) Dreisaitl
(C) Pflümli
(D) Fontanella
(E) Rogge

985) Im Urlaub befindet sich ...

(A) der Glaser
(B) die Geheimdienstagentin
(C) der Trompeter
(D) der Glasbläser
(E) der Wachmann

986) Erfinderisch ist Herr/Frau ...

(A) Bäumler
(B) Haferle
(C) Fontane
(D) Vierteler
(E) Obstler

987) Die Diagnose für den Nachtwächter lautet ...

(A) Atemlosigkeit
(B) Venenverschluß
(C) Unterernährung
(D) Wurminfektion
(E) Hörschwäche

988) Die Fensterputzerin hat ...

(A) Menstruationsstörungen
(B) Erfrierungen
(C) eine Verstauchung
(D) Wachstumsstörungen
(E) Verbrennungen

989) Überschwenglich reagiert der Patient namens ...

(A) Haferle
(B) Obstler
(C) Busch
(D) Zwölfer
(E) Lafontaine

990) Ein Wichtigtuer ist ...

(A) der Wachmann
(B) der Flötist
(C) der Privatdetektiv
(D) der Polizeihauptwachtmeister
(E) der Kleinkriminelle

991) Das Wunderkind leidet an ...

(A) Atemlosigkeit
(B) einer Hörschwäche
(C) Menstruationsstörungen
(D) Wachstumsstörungen
(E) Vitaminmangel

992) Abergläubisch ist ...

(A) die Garderobiere
(B) die Geheimdienstagentin
(C) der Nachtwächter
(D) der Trompeter
(E) der Bettler

993) An einem Venenverschluß erkrankt ist Herr/Frau ...

(A) Gerstenmaier
(B) Krauter
(C) Fontanella
(D) Kirschwasser
(E) Vierteler

994) Einen Lungenriß erlitten hat ...

(A) der Glasbläser
(B) der Polizeihauptwachtmeister
(C) der Privatdetektiv
(D) die Landstreicherin
(E) der Trompeter

995) Frau Kirschwasser ist ...

(A) ca. 20 Jahre alt
(B) ca. 35 Jahre alt
(C) ca. 45 Jahre alt
(D) ca. 55 Jahre alt
(E) ca. 65 Jahre alt

996) Der Glaser ist ...

(A) ca. 20 Jahre alt
(B) ca. 35 Jahre alt
(C) ca. 45 Jahre alt
(D) ca. 55 Jahre alt
(E) ca. 65 Jahre alt

997) Die Harfinistin heißt ...

(A) Dreisaitl
(B) Rogge
(C) Fontanella
(D) Bäumler
(E) Zwölfer

998) Die ca. 55 Jahre alte Patientin ist ...

(A) belesen
(B) abergläubisch
(C) genießerisch
(D) im Urlaub
(E) mißtrauisch

999) Frau Krauter arbeitet als ...

(A) Landstreicherin
(B) Geheimdienstagentin
(C) Harfinistin
(D) Garderobiere
(E) Fensterputzerin

1000) Der Privatdetektiv ist ...

(A) gerissen
(B) ein Wichtigtuer
(C) mißtrauisch
(D) gemütlich
(E) überschwenglich

Figurenlernen Nr. 1	Faktenlernen Nr. 1	Figurenlernen Nr. 2	Faktenlernen Nr. 2
1 A	21 A	41 D	61 B
2 A	22 D	42 E	62 E
3 A	23 B	43 B	63 C
4 D	24 A	44 E	64 D
5 D	25 B	45 A	65 B
6 C	26 C	46 E	66 C
7 D	27 C	47 C	67 D
8 B	28 D	48 D	68 E
9 B	29 D	49 A	69 A
10 B	30 C	50 E	70 A
11 A	31 A	51 C	71 A
12 E	32 D	52 B	72 E
13 B	33 E	53 D	73 A
14 C	34 C	54 B	74 D
15 B	35 B	55 D	75 C
16 E	36 C	56 A	76 D
17 D	37 B	57 A	77 D
18 A	38 D	58 B	78 D
19 B	39 D	59 B	79 A
20 D	40 B	60 D	80 D

Figurenlernen Nr. 3	Faktenlernen Nr. 3	Figurenlernen Nr. 4	Faktenlernen Nr. 4
81 D	101 B	121 D	141 A
82 A	102 E	122 A	142 A
83 D	103 B	123 E	143 B
84 B	104 E	124 B	144 E
85 D	105 A	125 D	145 C
86 B	106 D	126 C	146 B
87 D	107 B	127 E	147 E
88 D	108 A	128 A	148 A
89 C	109 C	129 C	149 C
90 A	110 D	130 B	150 C
91 B	111 C	131 B	151 C
92 C	112 A	132 A	152 A
93 B	113 E	133 B	153 B
94 C	114 B	134 B	154 E
95 D	115 D	135 B	155 B
96 B	116 B	136 D	156 D
97 E	117 C	137 B	157 C
98 D	118 A	138 D	158 C
99 D	119 C	139 C	159 D
100 D	120 A	140 D	160 D

Lösungsschlüssel XIII

Figurenlernen Nr. 5		Faktenlernen Nr. 5		Figurenlernen Nr. 6		Faktenlernen Nr. 6	
161	D	181	C	201	D	221	B
162	B	182	A	202	C	222	B
163	B	183	A	203	C	223	A
164	B	184	B	204	A	224	B
165	B	185	C	205	B	225	D
166	D	186	E	206	C	226	E
167	D	187	B	207	B	227	C
168	A	188	D	208	C	228	D
169	B	189	E	209	B	229	B
170	D	190	A	210	C	230	A
171	D	191	E	211	D	231	D
172	D	192	A	212	D	232	C
173	B	193	C	213	B	233	C
174	E	194	C	214	A	234	C
175	D	195	A	215	D	235	C
176	E	196	D	216	A	236	C
177	D	197	B	217	C	237	E
178	D	198	A	218	D	238	D
179	C	199	D	219	B	239	A
180	C	200	B	220	A	240	D

Figurenlernen Nr. 7		Faktenlernen Nr. 7		Figurenlernen Nr. 8		Faktenlernen Nr. 8	
241	C	261	D	281	E	301	A
242	D	262	C	282	B	302	B
243	C	263	A	283	A	303	C
244	C	264	D	284	D	304	B
245	C	265	D	285	C	305	B
246	D	266	E	286	C	306	E
247	B	267	D	287	D	307	E
248	C	268	B	288	C	308	B
249	D	269	A	289	C	309	E
250	B	270	B	290	C	310	B
251	A	271	B	291	B	311	A
252	B	272	B	292	D	312	C
253	A	273	D	293	B	313	B
254	E	274	A	294	C	314	B
255	B	275	E	295	C	315	C
256	A	276	D	296	C	316	D
257	B	277	C	297	C	317	D
258	C	278	E	298	D	318	E
259	A	279	A	299	C	319	C
260	C	280	D	300	C	320	B

Lösungsschlüssel

Figurenlernen Nr. 9	Faktenlernen Nr. 9	Figurenlernen Nr. 10	Faktenlernen Nr. 10
321 D	341 B	361 B	381 D
322 E	342 B	362 D	382 A
323 A	343 D	363 B	383 B
324 D	344 D	364 A	384 D
325 A	345 A	365 E	385 B
326 C	346 E	366 B	386 C
327 C	347 E	367 E	387 E
328 D	348 C	368 C	388 D
329 E	349 E	369 C	389 D
330 C	350 C	370 D	390 E
331 D	351 A	371 D	391 A
332 D	352 C	372 D	392 B
333 C	353 A	373 B	393 B
334 D	354 D	374 C	394 A
335 D	355 C	375 C	395 B
336 B	356 D	376 D	396 C
337 D	357 E	377 D	397 A
338 D	358 E	378 E	398 C
339 E	359 B	379 A	399 B
340 D	360 A	380 E	400 D

Figurenlernen Nr. 11	Faktenlernen Nr. 11	Figurenlernen Nr. 12	Faktenlernen Nr. 12
401 E	421 A	441 D	461 A
402 D	422 D	442 E	462 C
403 D	423 C	443 C	463 B
404 A	424 D	444 E	464 D
405 C	425 B	445 A	465 A
406 A	426 E	446 B	466 A
407 D	427 D	447 E	467 C
408 E	428 C	448 C	468 D
409 D	429 E	449 A	469 D
410 B	430 D	450 C	470 B
411 E	431 D	451 D	471 C
412 B	432 C	452 A	472 B
413 D	433 C	453 C	473 D
414 B	434 B	454 A	474 D
415 D	435 E	455 D	475 D
416 B	436 B	456 C	476 C
417 B	437 E	457 D	477 E
418 C	438 D	458 D	478 C
419 E	439 B	459 B	479 C
420 D	440 A	460 C	480 C

Lösungsschlüssel

Figurenlernen Nr. 13	Faktenlernen Nr. 13	Figurenlernen Nr. 14	Faktenlernen Nr. 14
481 A	501 B	521 C	541 A
482 C	502 A	522 B	542 B
483 D	503 C	523 B	543 B
484 B	504 C	524 E	544 B
485 C	505 D	525 D	545 C
486 D	506 C	526 B	546 E
487 D	507 D	527 E	547 D
488 C	508 E	528 C	548 C
489 C	509 B	529 C	549 A
490 C	510 B	530 C	550 B
491 D	511 B	531 B	551 A
492 B	512 D	532 B	552 C
493 E	513 D	533 C	553 D
494 B	514 E	534 D	554 B
495 C	515 B	535 C	555 D
496 A	516 E	536 C	556 B
497 D	517 A	537 C	557 D
498 E	518 E	538 E	558 E
499 B	519 C	539 E	559 C
500 B	520 E	540 C	560 D

Figurenlernen Nr. 15	Faktenlernen Nr. 15	Figurenlernen Nr. 16	Faktenlernen Nr. 16
561 A	581 A	601 A	621 C
562 E	582 C	602 E	622 D
563 D	583 B	603 C	623 B
564 E	584 B	604 D	624 D
565 D	585 D	605 B	625 A
566 C	586 D	606 C	626 B
567 C	587 A	607 D	627 E
568 C	588 A	608 C	628 E
569 C	589 C	609 C	629 E
570 C	590 D	610 C	630 B
571 B	591 C	611 C	631 D
572 B	592 B	612 A	632 D
573 D	593 C	613 D	633 D
574 A	594 E	614 D	634 A
575 D	595 E	615 A	635 B
576 A	596 C	616 D	636 E
577 D	597 E	617 A	637 A
578 B	598 D	618 D	638 E
579 D	599 D	619 B	639 C
580 C	600 B	620 B	640 E

Figurenlernen Nr. 17	Faktenlernen Nr. 17	Figurenlernen Nr. 18	Faktenlernen Nr. 18
641 B	661 C	681 C	701 E
642 B	662 E	682 B	702 B
643 C	663 A	683 C	703 E
644 C	664 C	684 A	704 B
645 D	665 E	685 E	705 E
646 C	666 D	686 D	706 D
647 E	667 E	687 C	707 E
648 C	668 D	688 D	708 D
649 A	669 B	689 A	709 C
650 C	670 B	690 C	710 C
651 D	671 D	691 C	711 C
652 D	672 C	692 A	712 E
653 E	673 B	693 D	713 D
654 C	674 B	694 D	714 C
655 A	675 C	695 C	715 B
656 C	676 E	696 C	716 A
657 D	677 C	697 A	717 A
658 B	678 B	698 B	718 E
659 E	679 E	699 C	719 D
660 B	680 B	700 E	720 C

Figurenlernen Nr. 19	Faktenlernen Nr. 19	Figurenlernen Nr. 20	Faktenlernen Nr. 20
721 A	741 C	761 B	781 B
722 A	742 A	762 D	782 D
723 E	743 D	763 C	783 D
724 D	744 B	764 D	784 D
725 B	745 B	765 D	785 C
726 B	746 E	766 A	786 E
727 D	747 A	767 C	787 E
728 D	748 C	768 C	788 B
729 B	749 A	769 E	789 D
730 C	750 A	770 C	790 C
731 C	751 D	771 C	791 C
732 D	752 D	772 C	792 D
733 C	753 B	773 C	793 A
734 E	754 A	774 C	794 E
735 D	755 C	775 D	795 C
736 C	756 E	776 B	796 A
737 C	757 A	777 C	797 A
738 D	758 E	778 A	798 C
739 D	759 E	779 B	799 B
740 C	760 C	780 B	800 A

Lösungsschlüssel XVII

Figurenlernen Nr. 21	Faktenlernen Nr. 21	Figurenlernen Nr. 22	Faktenlernen Nr. 22
801 E	821 B	841 B	861 C
802 C	822 C	842 C	862 E
803 E	823 B	843 C	863 B
804 E	824 C	844 B	864 B
805 A	825 B	845 B	865 B
806 C	826 A	846 A	866 E
807 B	827 A	847 D	867 D
808 C	828 A	848 C	868 E
809 C	829 D	849 C	869 C
810 C	830 D	850 E	870 A
811 B	831 D	851 A	871 D
812 B	832 D	852 E	872 B
813 B	833 A	853 C	873 D
814 E	834 B	854 D	874 C
815 D	835 A	855 B	875 A
816 A	836 D	856 C	876 C
817 D	837 E	857 B	877 E
818 D	838 A	858 C	878 B
819 C	839 B	859 B	879 A
820 B	840 E	860 E	880 D

Figurenlernen Nr. 23	Faktenlernen Nr. 23	Figurenlernen Nr. 24	Faktenlernen Nr. 24
881 D	901 D	921 B	941 D
882 C	902 C	922 E	942 D
883 E	903 A	923 B	943 B
884 E	904 D	924 C	944 B
885 A	905 B	925 B	945 A
886 D	906 E	926 B	946 D
887 D	907 E	927 C	947 E
888 D	908 C	928 C	948 E
889 C	909 E	929 D	949 D
890 D	910 D	930 B	950 C
891 C	911 E	931 C	951 C
892 D	912 B	932 B	952 E
893 D	913 A	933 C	953 B
894 B	914 D	934 A	954 B
895 D	915 C	935 D	955 D
896 C	916 B	936 D	956 C
897 A	917 E	937 C	957 A
898 C	918 B	938 D	958 D
899 A	919 E	939 A	959 B
900 D	920 D	940 D	960 A

Figurenlernen Nr. 25		Faktenlernen Nr. 25	
961	D	981	E
962	E	982	C
963	C	983	C
964	D	984	A
965	D	985	A
966	E	986	A
967	E	987	B
968	C	988	A
969	D	989	D
970	C	990	B
971	E	991	B
972	D	992	E
973	A	993	C
974	B	994	B
975	B	995	B
976	B	996	C
977	A	997	A
978	E	998	E
979	B	999	E
980	B	1000	A